老眼預防術

90%的老花眼都可自力治癒

日比野佐和子 著
許郁文 譯

序言

「老花眼是無藥可救的絕症」，許多人應該都如此以為吧！事實上，這句話半分正確卻也半分謬誤。

老花眼是一種眼睛老化的現象，一旦老化到某種程度，就無法恢復原本的健康。但是！要延緩老化的速度與症狀，或是趁年輕的時候預防，絕非不可能之事。

我目前研究的「抗老化醫學」（Anti-Aging）正是為了預防老化的醫療行為，我們的身體每天都在老化，當然也包含眼睛，但只要經過適當的照護，就能讓老化的速度減緩，而這也已經過許多研究證實。

本書是從我過去的專業「眼科」以及現在身為抗老化醫師的觀點，介紹能自力預防老花眼與改善相關症狀的方法。

一如本書的標題，九成的老花眼皆可自力治療，我也希望在重視老花眼的治療之際，各位能將預防全身老化這件事放在心上，因為**老花眼與各種文明病相同，都與過去的生活習慣息息相關**。例如飲食習慣、睡眠、運動，這些都是文明病的源頭。

在我還是眼科醫生時，並未發現這些關聯性，而當我進入皮膚科與消化器內科，累積更多臨床經驗之後，才更強烈地希望以更全面的觀點照顧患者的健康。

為此，本書將介紹許多預防老化的食物與生活習慣，請各位務必身體力行，讓自己的身體與靈魂之窗得以重返青春。

二〇一五年一月
日比野　佐和子

Contents

第1章 老花眼是眼睛的老化現象

第2章 「眼球訓練」能舒解老花眼的不適感

第3章 讓眼睛從內到外回復青春的「食物」

Contents

第5章 不可不知！伴隨老化而來的「眼睛疾病」

第6章 老花眼治療與最新型手術

第1章

老花眼是眼睛的老化現象

檢查你的「老花眼度數」

「最近看一般手機或智慧型手機上的字越盯越累。」
「一到傍晚，幾乎快看不見東西。」
「雜誌跟書稍微拿遠一點才看得清楚。」

若您有這些自覺症狀，有可能就是罹患「老花眼」了。

「老花眼」，顧名思義，就是眼睛的老化現象。

遺憾的是，幾乎所有人都會患上這個毛病。

難不成每個人都只能說「就是因為上了年紀啊」，而忍受看不清楚、眼前一片矇矓，難以看書的痛苦嗎？

不久前，這種想法的確是主流。

不過，現在可就不同了。

雖然我們無法停止隨著年齡增長的老化，卻可減緩老化的速度。

「抗老」一詞早已在邁入高齡化社會的日本根深蒂固，是減緩老化，維持符合年齡的理想健康狀態。全世界都在研究抗老的方法，也陸續有不少成果發表。

沒錯，這意思代表**只要「保養得宜」，伴隨年齡出現的老化現象就會被抑制在某種程度之下。**

我把這種保養稱為「**年齡管理**」（**Age Management**）。

若想改善老花眼的不適感，可對症施以適當的「保養」，之後一定能明確地感受到改善。

相關的保養方法請您細讀本書的介紹，在進入本書主題之前，各位讀者應該想知道自己的「老花眼度數」吧。

所以，第一步就讓我們先來檢查一下「老花眼度數」。

第14頁的「近視力表」是一種短距離測量視力，檢測老花眼病程的量表，常於眼科看診時使用。讓我們使用這項量表確認一下您是否已經罹患老花眼，若已罹患，就測量一下老花眼度數。

〈近視力表的使用方法〉

①放在距離眼睛30公分之處
②閉上單眼，回答「C」符號的缺口朝向何方。
③另一隻眼也以同樣的方式測量。
＊近視的人請戴著眼鏡測試。

左側的數字是「老花眼度數」，越往下方（數字越大），代表越能看清楚近物，換言之，「老花眼度數」較輕。

罹患老花眼的標準為「0.6」，若能看清楚0.6下方的符號，代表目前還沒有老花眼的症狀。不過，這個檢查結果必須以沒有其他眼部疾病（參考第5章）為前提。

近視力表

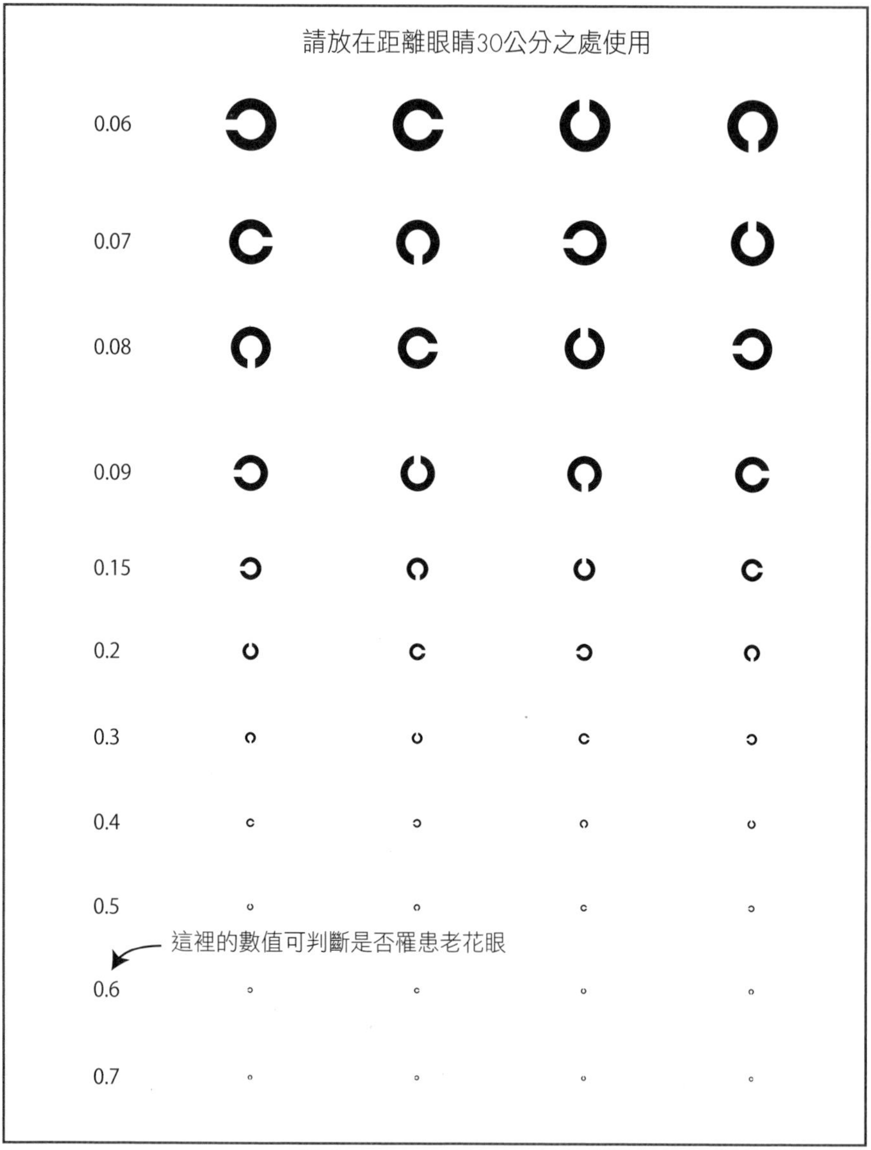

註釋①這個近視力表是30公分量表，常於眼科使用。有可能因為印刷而在尺寸上造成若干誤差。

註釋②最近美國較常使用的是40公分量表，老花眼研究會認為以40公分視力表測量時，數值高於0.4即為老花眼。

老花眼就是眼睛的「鏡頭功能」老化

前一節的「近視力表」檢查結果如何？
或許有人會對「看來已經罹患老花眼了」的結果感到氣餒。
不過沒關係，從現在開始，本書就要教您減緩老花眼病程的方法。

首先讓我們就引起「老花眼」的機制，簡單地說明一番。

從外部射入眼球的光線在經過角膜與水晶體之後，會在眼底的視網膜成像，而該成像資訊將透過視覺神經傳達至大腦，我們才得以看到東西。在這過程中，讓影像於視網膜清楚成像，負責「對焦」工作的是

「水晶體」以及位於水晶體周圍的「睫狀肌」。

睫狀肌的伸縮可讓水晶體的厚度產生變化，看近物時讓水晶體變厚，看遠物時變薄。

只不過隨著年齡增長，「睫狀肌」的肌力會慢慢衰退，水晶體也會漸漸變硬，這就像我們的身體因為變老而失去肌力，不再像年輕時柔軟。

當睫狀肌與水晶體的功能不彰，就很難完成對焦的任務。尤其是「近距離」之物，更容易看不清楚。

眼睛的構造

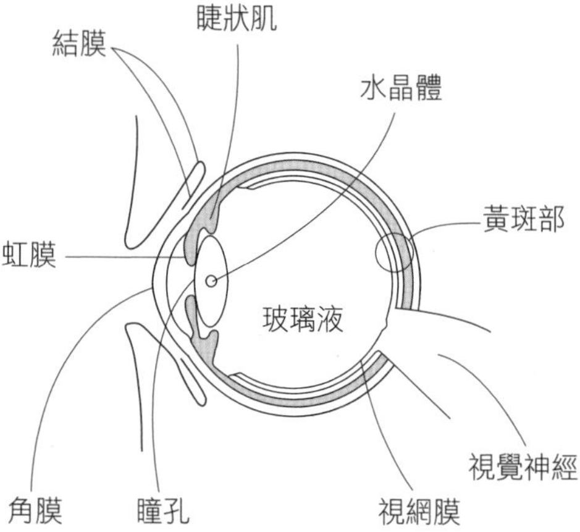

這是因為要看越近的東西，睫狀肌就得越緊縮，否則水晶體會無法膨脹，難以對焦。

只可惜，這麼重要的睫狀肌終將老化。

於是乎「看不清楚近物」的老花眼症狀最後也找上門。

但是這種看不清楚的現象又可分成「近視」、「遠視」與「散光」這些年輕時就會發生的現象。

引起這些現象的機制與「老花眼」的不同。

正如前述所提及，老花眼是因「水晶體」與「睫狀肌」老化而形成的「對焦功能失靈現象」。

相較於老花眼，**「近視」、「遠視」與「散光」的主因則是「角**

近視、遠視、散光的機制

正常的對焦位置（視網膜）

●近視的情況

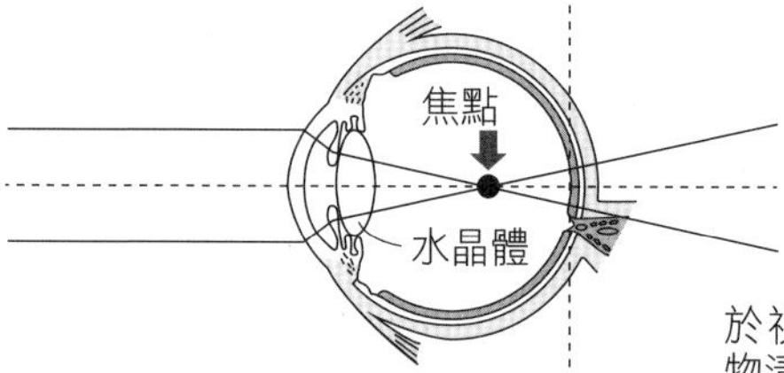

於視網膜前方對焦，產生近物清楚，遠物模糊的問題。

●遠視的情況

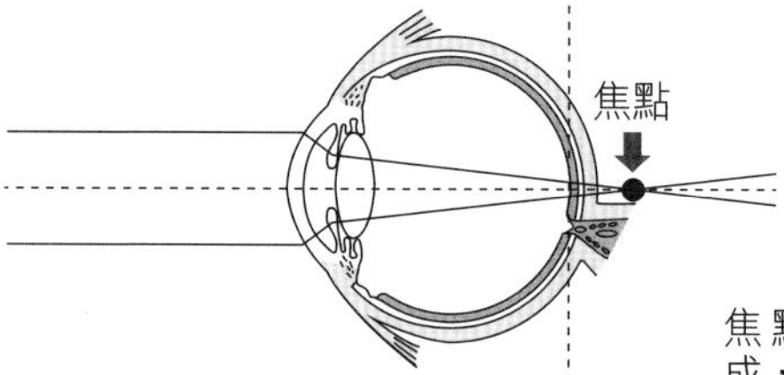

焦點只能於視網膜後方形成，不管遠近都看不清楚。

●散光的情況

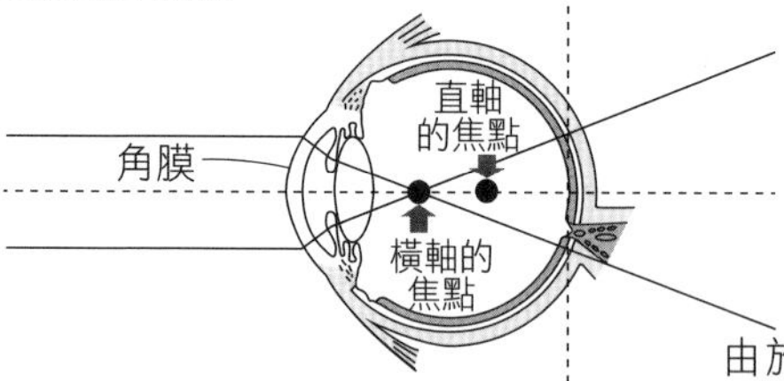

由於角膜產生扭曲，所以直軸與橫軸的焦點錯開，導致無法在視網膜成像，所以不管遠物、近物都是模糊的。

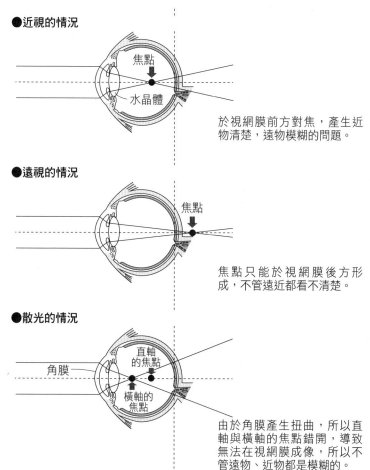

膜」與「水晶體」的「屈光不正」。這是一種射入眼球的光線在經過角膜與水晶體折射後，雖然對焦在視網膜上，但折射率卻異常的狀態。

因為相對屈光度太高，導致焦點在視網膜前方提早形成的症狀稱為「近視」。雖然看得清近物，看遠卻很吃力。

「遠視」的情況則恰恰相反，主要是相對屈光度不足，導致焦點於視網膜後方成形，產生看遠看近都看不清楚的狀態。

「散光」則是因角膜扭曲，導致焦點無法成形，不管遠近，東西都看成疊影的狀態。

近視的人不容易罹患「老花眼」？

常聽說「近視的人不容易罹患老花眼」。

這是真的嗎？

的確，有些近視的人到了得注意老花眼的年紀，也不會覺得看近物有什麼不方便。

箇中原因就如前一節所說明，是因為屈光不正導致眼睛看近物的時候比較容易對焦。

但也不能就此宣稱近視的人不會罹患老花眼。

因為，老花眼是眼睛的老化現象，只要年齡增長，誰都逃不掉這個問題。

即便是近視的人，眼睛的對焦功能也確實不彰。

不知道您是否看過戴著近視眼鏡的人，在近看印刷小字的時候，把眼鏡摘下來讀的模樣？

他們會不自覺地摘下眼鏡，是因為在利用眼鏡矯正視力的狀態下看不清楚近物的關係。

毫無疑問的，這就是他們罹患老花眼的證據。

說得更明白點，**是否罹患老花眼與近視、遠視、散光或視力正常（不需要戴眼鏡矯正視力的人）無關。**這些症狀與「容不容易罹患老花眼」沒太大關係，唯一的差別只在遠視與視力正常的人會「覺得」自己比近視的人還早出現老花眼的症狀。

「容不容易罹患老花眼」另有更具影響力的因素。

那就是

＊到底「讓眼睛多麼操勞」？

＊到底持續多久「紊亂的生活作息」？

換句話說，**「容不容易罹患老花眼」與過去的生活習慣息息相關。**

這跟身體其他部位的老化原因完全相同。

一如糖尿病、高血壓、動脈硬化、腦血管疾病、心血管疾病以及癌症都是隨著老化就容易找上門的疾病，但這些疾病是否發作，則與過去的生活習慣有很大的關係吧。

因此從下一節開始，我們要告訴大家哪些生活習慣會加速老花眼的病程。

◎離不開電腦與智慧型手機的人容易罹患老花眼

隨著電腦、電視遊樂器、手機與智慧型手機的普及，現代人幾乎整天都陷在過度用眼的環境之中。

其結果反映在近來持續增加的「**科技壓力眼疾**」。

這項疾病又名「**VDT症候群**」（**Visual Display Terminal，視覺顯示終端機症候群**）。

或許這個病症反而比較為人所知吧。

這是指**長時間以相同姿勢在近距離之下盯著顯示器，引起眼睛與全身疲勞的症狀**。

有時候甚至會引發精神異常的問題。

這種症候群會讓眼睛出現難以對焦，類似老花眼的症狀。在固定的距離下盯著物品，睫狀肌得持續對焦，等於得不斷地緊繃著。

肌肉若是長期處在相同的狀態下，就會變得疲勞與僵硬。

試想，若是要您持續保持同一個姿勢十分鐘，全身肯定會變得像機器人般僵硬吧。

同理可證，睫狀肌也會有同樣的問題。

所以才會出現睫狀肌無法在視線突然移動時立刻幫忙對焦的類老花眼症狀。

不過呢，這症狀與**老花眼**是兩碼子事。

VDT症候群的發生與老化無關，純粹是用眼過度，導致眼睛無法對焦而已。由於水晶體還沒變硬，所以請您別太擔心。

若您還年輕，只要好好地讓眼睛休息，不用多久視力自然就會恢復。不過，若是不戒掉這種用眼的習慣，眼睛的老化還是會加速。眼睛也會比正常用眼的人更早「老化」。

從這層意義來看，長時間利用電腦工作或隨時拿著智慧型手機不放，的確比較容易罹患老花眼。

若您覺得自己屬於這類人，就得及早保養雙眼。

為了減緩老花眼的病程，建議大家在每天的生活裡，照著本書介紹的練習與習慣來保養自己的靈魂之窗。

容易養成文明病的生活也容易養成老花眼

老花眼的症狀是否加劇，與「生活習慣」極為有關。

老實說，我認為生活習慣是最主要的因素。

比方

*以脂類、糖質為主，不太攝食蔬菜與水果的偏食生活

*三餐時間不固定

*幾乎不運動

*晚睡晚起，造成睡眠不足

*因為工作或其他事情承受壓力

長期過著這類生活的人容易罹患糖尿病、高血壓、代謝症候群、動脈硬化的毛病，同時也容易推進老花眼的病程。

眼睛本就是身體的一部分，身體會老化，**眼睛當然也會老化**，而且眼睛還是最容易反映身體「老化」的部位。實際檢查眼疾病患的眼底（視網膜），就能從血管的狀況看出動脈硬化與糖尿病的進程，也能了解血壓的高低。

當我還在眼科服務時，我就注意到這些症狀，也深刻地體會到，眼睛宛若一面能照出全身健康與年輕的鏡子，眼睛若是衰退，身體也將衰退，若能好好保養眼睛，身體的健康也得以保全。

為了長保青春，**絕對需要調整生活習慣**，這也是本章開頭所提及的「年齡管理」。

長此以往，一定能減緩眼睛與全身的老化速度。

◎藉著每天的鍛練緩解老花眼的不適感

正如先前所述，老花眼就是隨著年紀增加的老化現象之一。因此，就自然常理來看，我們絕不可能停止眼睛的老化。不過只要在日常生活之中多留意一點，就能減緩老花眼造成的各類不適症狀。

具體來說，可減輕看近物與眼睛對焦的困難度。而且**當眼睛變得輕鬆，眼睛的疲勞感以及隨之而來的肩頸痠痛與頭痛都將迎刃而解**。

光是這樣就足以讓每天的生活輕鬆許多。也能找回過去活力十足的快樂人生。

人體免不了老化，但懂得照顧，不管幾歲都可以維持「能自由運作的狀態」。

而所謂的自由運作可不只限於眼睛，身體的各項零件也一體適用。

當然，其中少不了每天的「保養」。

說得更清楚點，就是少不了每天的「練習」。

讓我們以老花眼的成因之一「睫狀肌的弱化」為例。

若能讓這條肌肉照表操課訓練，其運作就會變得順暢，看不清楚的毛病也就跟著消失。

再者，眼睛周圍除了睫狀肌，還有很多條肌肉。

而這些肌肉都為了「看清楚」而扮演不同的角色，只可惜它們同樣會隨著年齡而衰弱，但只要勤加練習，就能延緩老化速度。

全面訓練眼周肌肉，一定能逐步改善看不清楚的症狀。

下一章，我們將具體介紹眼周肌肉的訓練方法。

其中有好幾種都是在眼科治療實際使用的方式，也是我自己在抗老醫療第一線服務時，為了讓患者的眼睛與五官恢復青春而請患者實踐的訓練。

除了訓練之外，為了緩解老花眼的症狀，還請大家額外努力一件事，那就是先前提及的「年齡管理」。

「年齡管理」是實踐減緩老化速度的生活習慣，管理自身年齡的行為。**老花眼不只是「眼睛」出現問題的表徵，而是因全身老化而引起的症狀，所以只要能適當地調整生活習慣，減緩全身的老化速度，老花眼也肯定不會太嚴重。**

所以，就讓我們一起進行「年齡管理」吧。

說是「年齡管理」，其實也沒要求大家做什麼困難的事，只是在日常生活加入一些好習慣而已。

而本書要在這些好習慣之中特別舉出容易實踐的「飲食習慣」。

話不多說，讓我們立刻進入能具體改善老化眼症狀的方法吧。

第2章

「眼球訓練」能舒解老花眼的不適感！

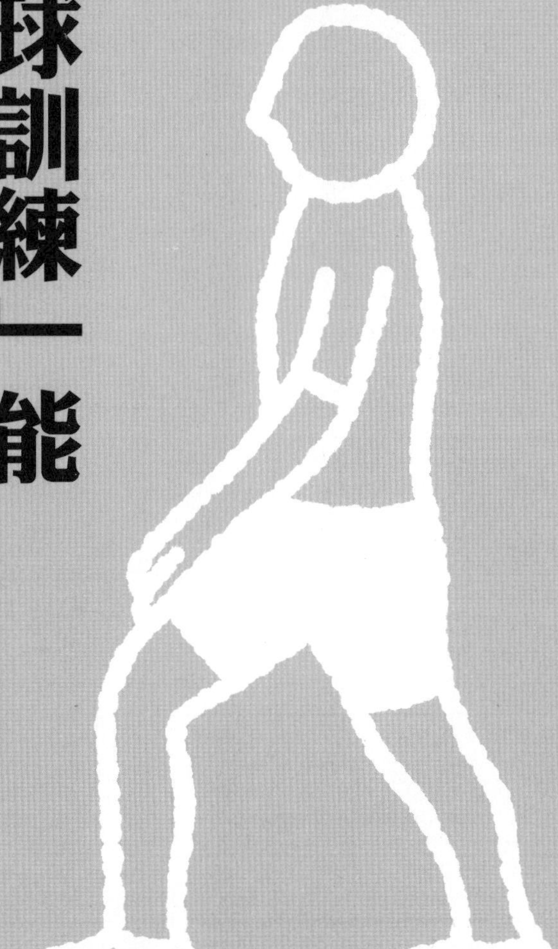

◎藉由「三點式眼部肌肉鍛練」停止睫狀肌的衰弱！

這是第一種練習。

要請大家做的練習得使用第36頁的「三點內斜式練習卡」。

這是井村尚樹醫師（井村眼科副院長）為了**科技壓力眼疾（參考第23頁）所發明的練習**。

一旦習慣長時間使用電腦或智慧型手機，眼睛的對焦功能就會失常，出現類似老花眼的症狀，而這就是俗稱的科技壓力眼疾。

為了盯著近距離的物品而讓睫狀肌過度緊繃，導致水晶體伸縮的功能低下，就是造成科技壓力眼疾的主因。

能夠減緩此症狀，讓睫狀肌恢復原有功能的訓練就是「三點式眼部肌肉鍛練」。**這種練習是以「鬥雞眼」的方式盯著三點內斜式練習卡上的圓點，讓睫狀肌接受刺激而變得更強壯**，若要比喻的話，就像是睫狀肌的伸展體操。

假設身體不做任何動作，只是一直站著，腳部的肌肉會變得僵硬對吧。此時若是做點伸展，肌肉就能放鬆，也能找回原本該有的彈性。

這項練習就是將這種放鬆的機制套用在睫狀肌上，您應該會立刻感受到眼睛變得更容易對焦了。

請先準備一張「三點內斜式練習卡」（參考下一頁）。

【三點內斜式練習卡的製作方法】

①請將左側的三點內斜式練習卡影印放大成長度19公分（放大倍率約為1.4倍）的紙卡，再沿著裁切線剪下來。

②將步驟①的練習卡貼在厚紙板上，並將寫著「鼻」的部分剪下來（影印紙太單薄，貼在厚紙板上比較耐用）。

三點內斜式練習卡

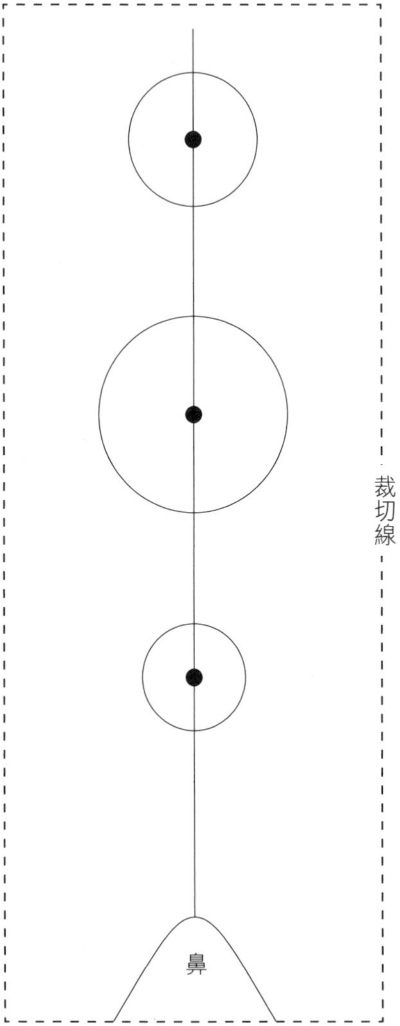

【三點式眼部肌肉鍛練的步驟】

①將裁成三角形的部分靠在鼻子上，讓三點內斜式練習卡與臉部呈九十度（參考下一頁），雙眼則往前看。

②先凝視最遠的黑點一秒。

③接著用力盯著中間的黑點一秒。

④最後再凝視最近的黑點一秒。

⑤重複步驟②至④三次。

＊每天早中晚各做一次，至少持續練習三個月。

這項練習的重點在於盯著黑點的時候，要讓眼睛用力，刻意讓雙眼向內靠成「鬥雞眼」，這可讓位於眼睛深處的睫狀肌得到充分的刺激。

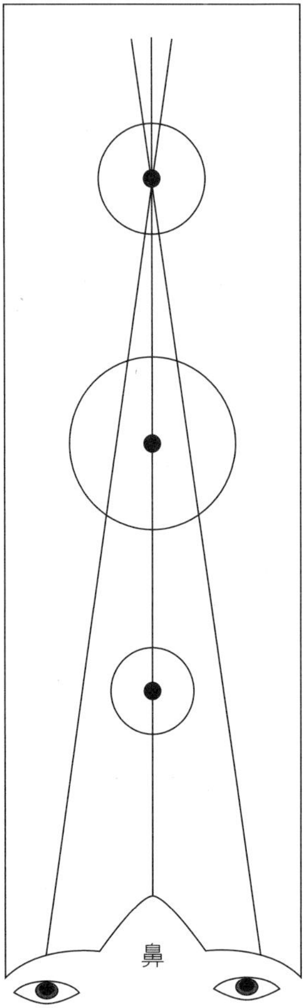

戴著眼鏡或隱形眼鏡進行這項練習也沒問題。

只有一點例外，戴著眼鏡練習時，不能讓「三點內斜式練習卡」上的三個圓圈超出鏡片的可見範圍。

否則就得拿下眼鏡再開始練習。

效果會因個人而有差異，也會因為老花眼的病程產生不同的效果。若在老花眼初期，效果顯著的人大概1至2週就會覺得「眼睛看不清楚的症狀消失」了。

就整體數據來看，大部分的人只要持續練習3個月至半年，就能得到一定的效果。不過必須一天練習三次，且每天都得練習，才能真的看出效果。別只練習1、2週就覺得「根本沒有效果」而放棄，請至少持續練習三個月。

除了老花眼，還患有其他眼疾的患者（參考第5章），有可能無法透過這項練習緩解看不清楚的症狀。這時候請先到眼科檢查，關於這點，也可套用在之後介紹的其他練習上。

◎利用「八點轉圈圈眼球體操」替眼球周圍按摩

「三點式眼部肌肉鍛練」是一種讓眼球用力湊向內側，給予睫狀肌刺激的練習。

但光是這樣，可能導致睫狀肌的訓練偏頗。

請大家回想一下鍛練身體的大原則。

身體的運動能力不可能因為只訓練局部肌肉而全面提昇，肯定得透過不同種類的運動組合，才能更有效率地訓練，打造出全身肌肉勻稱的身體。

因此睫狀肌也要依此大原則鍛練。

為此，接下來要介紹與「三點式眼部肌肉鍛鍊」搭配的練習。

這次介紹的不是讓眼睛往內側靠的練習，而是反過來讓眼睛「盯著外側」看的練習，其名為——

「八點轉圈圈體操」

顧名思義，是讓眼球不斷轉圈圈的練習。

一開始先讓臉朝前，在頭不擺動的狀態下讓眼球用力往上看，接著在眼睛用力的狀態下，讓眼球開始旋轉。

重點在於不是讓眼球漫無目的地轉動，而是讓眼球往上下左右與斜方向這八個位置旋轉，同時用力凝視這些位置。此項練習需要順時針與逆時針各轉一圈（詳細的練習方法請參考44頁）。

像這樣旋轉眼球，讓睫狀肌放鬆，就能找回原有的彈性。這跟覺得肩部僵硬時，轉一轉肩膀舒緩一下是同樣的概念。

說穿了，「三點式眼部肌肉鍛練」就是睫狀肌的收縮運動。而「八點轉圈圈體操」則恰巧相反，是讓肌肉鬆開的運動。

我們的肌肉必須經過反覆地張馳才得以鍛練。

因此，**若能同時進行這兩項練習，效果肯定能大幅提昇。**只要睫狀肌被訓練得更強壯，看不清楚的毛病也會慢慢消失。

此外，肌肉的放鬆也有助於血液循環。

血液的主要功能就是將氧氣與營養輸送給細胞，再從細胞將二氧化碳與老舊廢物運走。

一旦血液循環更順暢，輸送物質的功能也將變得更活潑，睫狀肌也能更有彈性。

「好處」還不只這些喔。

當眼睛周圍的血液循環變好，整個人也會跟著容光煥發，五官也將找回年輕時的模樣。

這兩項練習既能緩解老花眼的症狀，又能讓外表恢復青春，所以才說是一石二鳥的訓練。

① 臉部朝前，在頭不擺動的狀態下，讓眼球往上看。此時，請隨便

找個目標物盯著一秒。

②臉部保持原本的位置，只讓眼球順時針旋轉。

此時請不要漫無目的地亂轉，而是讓眼球依照「右上→右側→右下→下方→左下→左側→左上→上方」的順序凝視。

③以步驟①至②為一組，每天練習3至5次，記得同時搭配「三點式眼部肌肉鍛練」。

【八點轉圈圈體操】

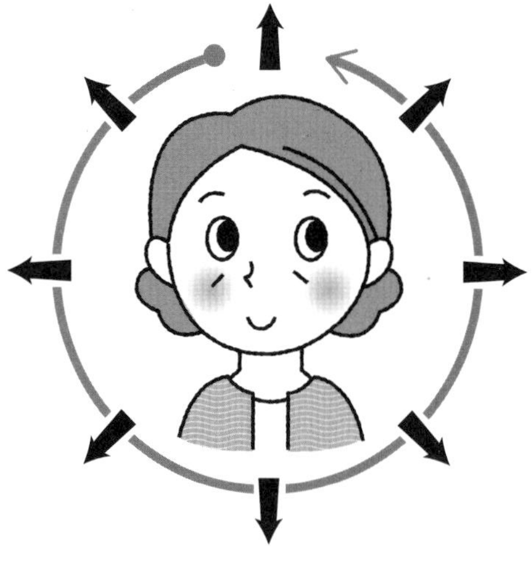

◎透過「看遠看近練習」一掃眼睛疲勞

前面已經提過，鍛練睫狀肌的大原則就是同時搭配多種運動。前一節介紹了讓眼球朝外側的上下、左右、斜方向運動的「八點轉圈圈體操」，接下來要請大家一起進行看遠看近的練習。

簡單說，**就是讓眼睛輪流「盯著近物」與「凝視遠方」的練習**。

前面說過，睫狀肌在看近物之際會收縮，而看遠物時會鬆弛。

因此，讓焦點輪流落在近物與遠物，可以訓練睫狀肌的強度，同時也能舒緩變得僵硬的睫狀肌。

剛剛也提到「三點式眼部肌肉鍛練」可讓睫狀肌收縮，「八點轉圈圈體操」則是讓睫狀肌放鬆，然而這項「看遠看近練習」則是可一次完成收縮與放鬆訓練的練習，是不是有點貪心呢。

不過，並不是「光做這項練習」就夠了喲。正因為這項練習囊括了兩項效果，所以兩項效果的強度也都不足。歸根究柢，還是要以「三點式眼部肌肉鍛練」與「八點轉圈圈體操」為主。

建議各位讀者將**「看遠看近練習」當作「眼睛好累啊！」這類工作空檔時的眼睛小體操**，若實際反覆進行「看近看遠練習」30次，眼睛應該就會變得輕鬆許多，當然也能一點一滴地訓練睫狀肌。

【看遠看近練習】

①將手臂打直，立起拇指，再凝視拇指指尖一秒（左圖）。

②接著將視線拋向遠方，隨意找個目標物並凝視該物一秒。練習的重點在於手指與目標物呈一直線。

③重複執行步驟①與② 30次。

＊若覺得「眼睛好痠啊」，一天多練習幾次，肯定能看到效果。

＊戴著眼鏡或隱形眼鏡練習也可以。

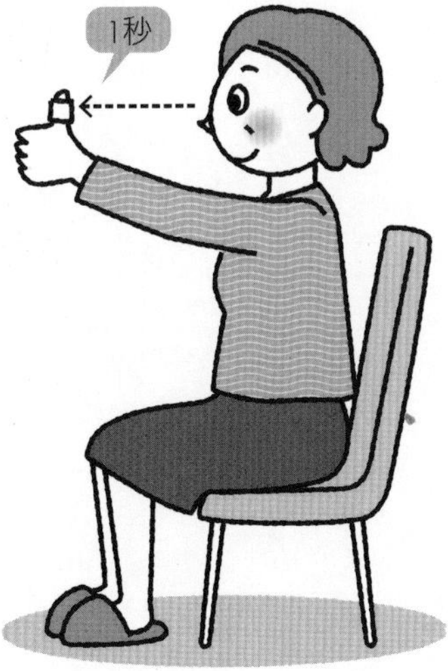

以「睜眼閉眼練習」換掉「老臉」

接著要介紹的是可在眼睛覺得疲累時，趁著工作空檔與前一節「看遠看近練習」一起做的練習。

「睜眼閉眼練習」是一種讓眼睛用力反覆「睜開」與「閉上」的健眼操（詳情請參考50頁的內容）。

這個動作不只可讓睫狀肌放鬆，**也能讓分佈在眼周的「眼輪匝肌」變得強壯**。肌肉運動可讓血液循環變得順暢，也能讓這兩處的肌肉變得彈力十足，等於讓老花眼引起的視野模糊症狀得到舒緩。

效果還不只這樣喲。

鍛練眼輪匝肌還能讓「老臉」恢復年輕。

五官看起來顯老，全是因為「眼圈」與「眼袋」。

眼圈是因「靜脈曲張」（血流停滯的狀態）所引起。疲累的時候特別容易出現。

「眼袋」則是眼睛附近的眼輪匝肌鬆弛，導致眼睛下方脂肪暴出的狀態，特別容易隨著老化出現。（在眼輪匝肌還很有力的青春歲月，眼袋尚可被稱為「淚袋」，而且圓滾滾的眼睛也是可愛的象徵就是了……）

但只要鍛練眼輪匝肌，除了可改善這部分的血液循環，還能讓肌肉變得緊實，也就能讓眼圈與眼袋消失，找回清爽秀麗的年輕臉龐。

由於是一項超簡單的練習，應該沒有不做的道理吧。

【睜眼閉眼練習】

①請先直視前方，用力張開雙眼並維持2秒。
②在雙眼用力狀態下閉起雙眼並維持2秒。
③重複步驟①和②3至5次。

＊一天可反覆練習。
＊戴著眼鏡或隱形眼鏡也可以。

◎透過「動態視力練習」打造不疲勞的眼睛

想必大家都聽過**「動態視力」**這個詞。

簡單說，這是一種以眼睛捕捉移動物的能力。

反之，凝視靜物的能力稱為**「靜態視力」**，視力檢查所檢驗的就是這個能力。

我們看東西的時候，目標物不一定會靜止不動，尤其外出時，看到的東西大部分是正在移動的。

此時使用的就是動態視力。

看著街上熙來攘往的人群是使用動態視力，從交通工具往外欣賞景色也是使用動態視力。

順道一提，動態視力又分成兩種。其一是捕捉水平動態的「DVA（Dynamic Visual Acuity）動態視力」，其二是捕捉前後動態的「KVA（Kinetic Visual Acuity）動態視力」。

動態視力一樣會隨著年紀衰退。

動態視力原本就是讓眼球快速移動，藉此捕捉移動物品的能力，也是一種讓眼睛快速對焦，以便捕捉移動物品的能力。

當睫狀肌這類眼睛周遭的肌肉隨著年齡老化，想當然爾，這項能力也會跟著衰退。

衰退後，會發生什麼結果呢？

•打網球時，眼睛跟不上移動中的球
•走在人群裡，很容易與別人發生碰撞
•想快步下樓梯就容易跌倒
•開車時，很容易錯過道路標誌……etc.

實際上，更換駕照時，75歲以上的民眾*有義務連帶進行動態視力的檢查。

因此要預防老花眼或是延緩老花眼的病程，就必須進行動態視力的鍛練。

那麼，該做什麼練習才對呢？

*動態視力檢查：我國除職業駕照之外，並未在更換駕照時，要求一定年齡以上之民眾附上視力檢查證明。

一開始就先利用自己的雙手做些輕鬆的練習吧。

請立起慣用手的拇指，並讓拇指左右搖擺，然後讓視線跟著拇指指甲移動。

一開始搖擺的速度可以慢一點，之後再慢慢地加快速度，這個練習一次可執行10次左右。

接著改讓拇指前後移動，一開始請慢慢移動，再漸漸提昇速度，這個練習同樣是執行10次。

由於這個練習是自力進行，所以速度再快也有限度。若想進一步鍛練動態視力，不妨試著外出時，盯著移動中的物體，最適當的時機應該就在搭車的時候。

例如從車窗往外閱讀看得清楚的文字，搭乘的若是自強號這類快速車，不妨把經過的站名讀出來。

唯獨一點，搭乘高鐵這類超高速車時，這項練習就不太適合，因為這是運動選手或戰鬥機駕駛員這類擁有超人般動態視力的人才適合的訓練課程。

除此之外，最近也有一些能輔助動態視力練習的網站與應用程式，試用看看或許能得到不錯的效果。

一開始眼睛或許跟不上快速移動的物體，但不用氣餒，只要持續練習，最後一定能看清楚移動中的物體。

即便是我，之前的動態視力也是不太行。

過去我曾擔任前棒球職業選手金本知憲先生的動態視力訓練員，也讓金本知憲先生的動態視力在一個月之內有了明顯的提昇，就在我一邊確認金本先生的訓練菜單，一邊自己跟著做的同時，我的動態視力似乎也跟著得到改善。

有志者事竟成，只要持續鍛鍊，動態視力肯定得以提昇。

◎利用「模特兒笑容體操」喚回「年輕的臉」

到目前為止介紹的都是舒緩睫狀肌與強化眼周肌肉的練習。

這些練習的確足以緩解老花眼的許多不適狀，但若想進一步延緩眼睛老化，最好能夠連同眼睛周圍的顏面肌肉一併鍛練。

話說，這也是因為顏面肌肉與眼周肌肉彼此相連，關係十分密切的緣故。

「臉上有肌肉？」你或許會覺得驚訝。

是真的，我們臉上真的覆有多條肌肉，所以我們才能藉由這些肌肉的牽動做出各種表情。

主要的顏面肌肉

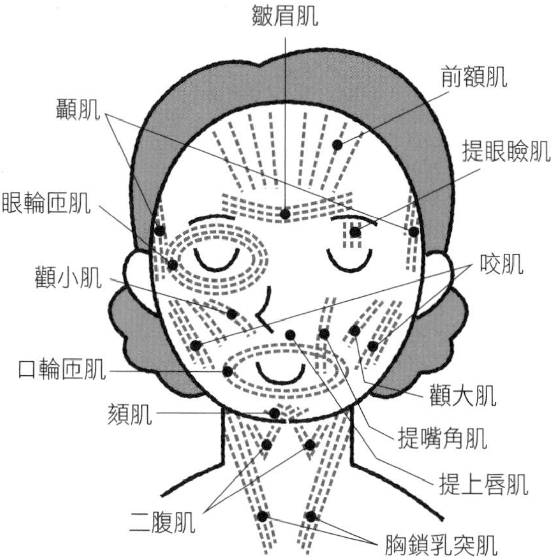

在臉部大量的肌肉之中，與眼睛有關的包括**眼輪匝肌**、**前額肌**、**提眼瞼肌**、**顴大肌**、**提嘴角肌**、**顴小肌**、**提上唇肌**等等。

只要好好鍛練這些肌肉，一樣能夠促進血液循環。眼睛若能得到充分的氧氣與營養，就能避免眼睛老化。

這當然也能讓氣色好轉，達到回春的效果。

在個別的肌肉訓練裡，若能加以鍛練顴大肌、提嘴角肌、顴小肌、提上唇肌這些嘴唇、雙頰附近的肌肉，讓嘴角更緊實上揚，就能做出更為豐富的表情（這也是為什麼模特兒的嘴角通常都是上揚的）。

提眼瞼肌的鍛練也有助於消除抬頭紋。

提眼瞼肌屬於拉高眼瞼的肌肉，一旦衰退，就必須利用額頭的肌肉（前額肌）拉抬眼瞼，所以抬頭紋會加深，也會害整張臉呈現老態。

若提眼瞼肌變得更強壯，就能輕鬆地張開雙眼，不讓額頭產生皺紋，也能保住原本的青春臉龐。

顏面肌肉的鍛練絕對是件百利而無一害的好事喲。

請繼續看下去該怎麼鍛練這些肌肉。

「模特兒笑容體操」

出現在雜誌頁面的模特兒們，每一位都擁有非常豐富的表情對吧。

仔細一看應該會發現，其實她們的眼睛都沒在笑。

因為若常瞇起眼睛笑，沒多久就會出現魚尾紋。

因此，每位模特兒都會仔細鍛練眼周以外的顏面肌肉，讓自己能做出更為豐富的表情。

參考模特兒顏面肌肉之後發明的就是「模特兒笑容體操」。

【模特兒笑容體操練習方法】

①**提嘴角肌**的鍛練

舒緩嘴角，讓左右兩側的提嘴角肌輪流往上揚。

②**顴大肌**的鍛練

將食指輕輕抵在兩側的嘴角，再左右輪流往斜上方拉提。

③**顴小肌**的鍛練

將食指輕輕抵在兩側鼻翼，再將上唇拉高到可以看到門牙的高度。

④**提上唇肌**的鍛練

像小孩要親親的嘴型拉高上唇。

⑤**提眼瞼肌**的鍛練

挑眉讓額頭浮現皺紋，再以食指、中指輕輕按住額頭兩側，接著讓眼睛「反覆睜眼與閉眼」。

＊①～⑤的鍛練分別進行三次，總共做三組即可。

模特兒笑容體操

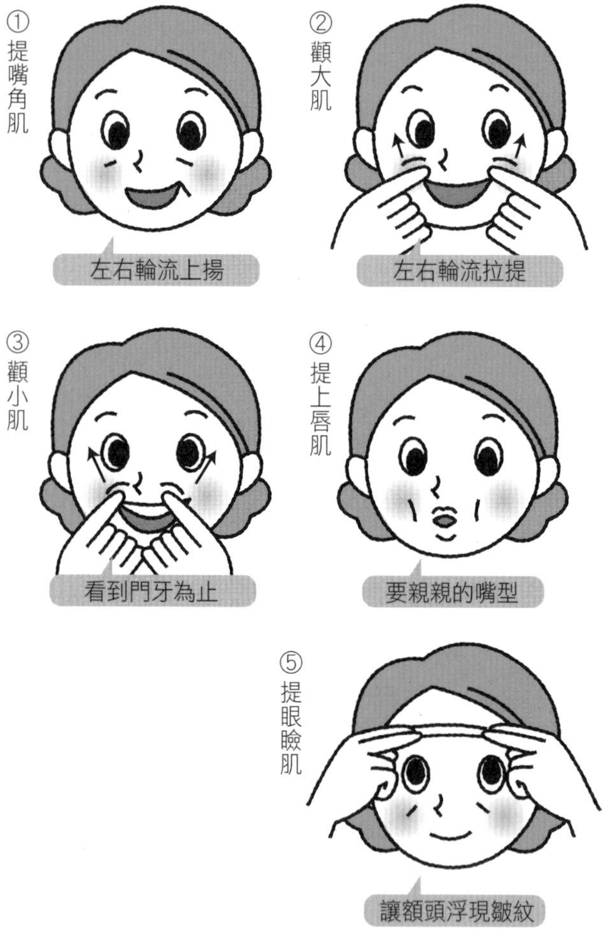

◎「輕鬆伸展操」促進全身血液循環

人體是透過血管連接全身的。

心臟像是幫浦，讓血液經過動脈打至全身每個角落，讓細胞得到氧氣與營養，接著細胞再將二氧化碳與老舊廢物交換至血液，然後血液從靜脈回到心臟。

血管就是這樣佈滿全身，而血液則不斷地在其中循環。

因此，**要預防或延緩眼睛老化，就要改善血液循環，而要改善循環，最好從「全身」著眼**。不管眼睛與臉部的血液循環多麼順暢，其他部位的循環不佳，效果當然也會大打折扣。

所以接下來要向大家介紹增進全身血液循環的練習。

「輕鬆伸展操」

我們要伸展脖子、上臂、腋下與小腿肚這四個位置，只要脖子、上臂與腋下放鬆，肩頸的血液循環就能改善。

血液也自然能更順暢地流到臉部與眼睛。

再者，之所以要讓離眼睛很遠的小腿肚放鬆，是因為小腿肚又被譽為**「第二顆心臟」**，也是改善全身血液循環的關鍵之處。

讓小腿肚的肌肉放鬆、變軟，流往眼睛的血液將更為順暢。

【輕鬆伸展操】

①脖子伸展操

用右手壓住頭部，緩緩地讓脖子左側的肌肉舒展20秒。接著用左手壓住頭部，讓脖子右側的肌肉緩緩舒展20秒。

②上臂伸展操

兩手向上舉，讓右手碰觸左手的肘關節，並在20秒之內緩緩地向下壓。接著換手，同樣花20秒慢慢往下壓。

③腋下伸展操

右手放在左邊腋下，再用左手抱住身體，接著保持這個姿勢往左側慢慢扭轉身體，扭到底後，維持這個姿勢20秒。接著換手，再進行相同的動作。

④小腿肚伸展操

雙腳一前一後站開，保持這個姿勢讓身體緩緩前傾，此時要覺得後腳的小腿肚有被拉開的感覺。拉到底後，維持姿勢20秒，再換腳進行相同的步驟。

＊①至④的練習分別進行5次即可。

提昇基礎代謝率的輕鬆伸展操

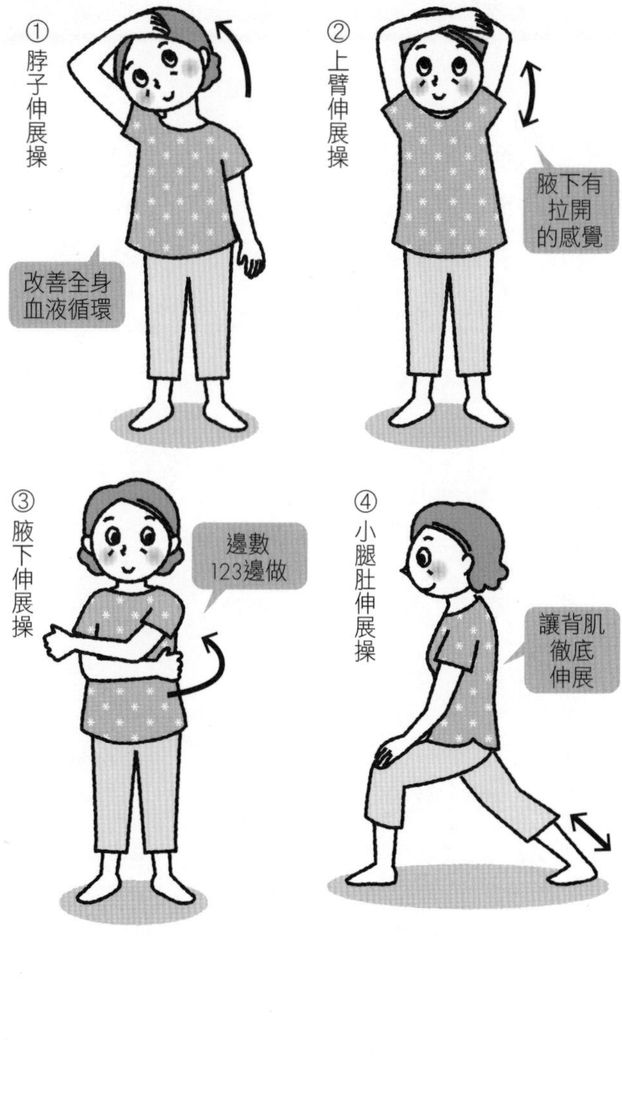

第3章

讓眼睛從內到外回復青春的「食物」

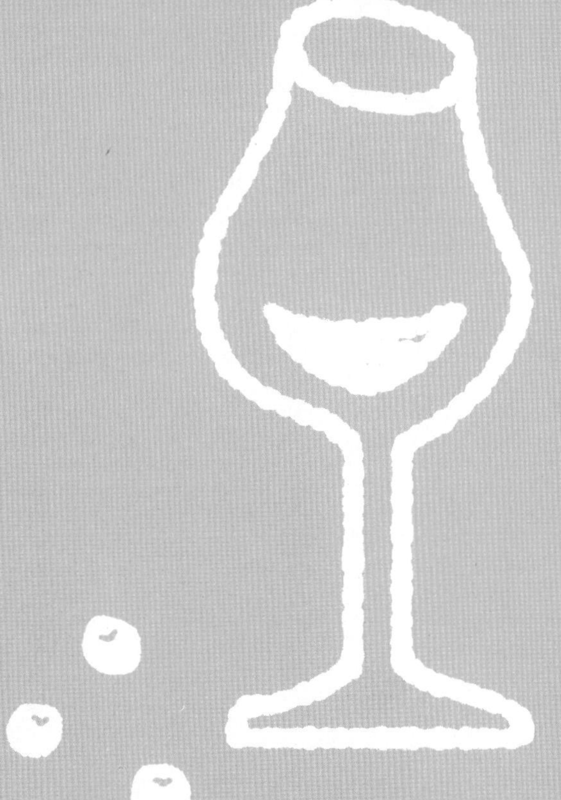

老花眼預防要從飲食開始

要請大家與前一章介紹的「眼球訓練」一同進行的是對**「飲食生活」的重新檢視**。

「人體由食物打造而成」，這句話一點也不為過。

我們每天所吃的食物都是「材料」，打造著我們的身體，因此要維持身體健康，就必須重視每天攝取的食物，而為了延緩眼睛老化，當然也要重視日常的飲食生活，**積極攝取有益眼睛的食物。**

有益視力的食物可說是五花八門。

「藍莓」是其中有名的一種，卻不是唯一一種。能改善視力、預防乾眼症，消除眼睛疲勞以及預防各種眼疾的食物很多。

本章就是要將這些食物介紹給大家。

正如本書一再提及的，老花眼是一種老化現象，而且不單單是眼睛的問題，是全身老化的現象之一。

基於這個原因，在擬定老花眼對策之際，絕對少不了全身的抗老方案。換句話說，就是實踐能讓身體老化延緩的飲食生活。

本章接下來要介紹的「食物」與「吃法」，可不只是能讓眼睛回春，更可讓身體重新活化。

事不遲宜，就讓我們快點開始介紹吧。

◎重視預防眼睛老化的「維他命ACE」

若是您自覺有老花眼的毛病，有幾種值得您多留心攝取的營養。

那就是：

「維他命ACE」

也就是**富含維他命A、C、E的食物。**

含有維他命A的食物包括雞肝、蛋黃、胡蘿蔔、小松菜與菠菜以及其他食物。

蘊含維他命C的食物則有青椒、綠花椰菜、柑橘類水果與草莓，以及其他種種。

內含維他命E的食物則包含杏仁這類的核果、酪梨、鮭魚與沙丁魚或是其他食物。

維他命A、C、E在防止眼部老化上扮演著相同重要的角色。

讓我們先從**維他命A**說明吧。

維他命A是**維持眼睛明亮不可或缺的養份**，若是攝取不足，就會引發夜盲症（暗處視力不佳的毛病）。

再者，維他命A能確保黏膜與皮膚的功能正常，這在眼睛的構造裡，等於是讓角膜與視網膜維持健康的超重要養份。

其次要介紹的是**維他命C**。

維他命C常給人能淡化黑斑，讓肌膚常保青春的印象，而同樣的效果也能套用在眼睛上。**攝取充足的維他命C，可讓水晶體保持晶瑩剔透**。當水晶體隨著年紀變得白濁而導致視力衰退的「白內障」（參考152頁內容），原因之一就是維他命C攝取不足。

維他命E具有促進血液循環的效果，也能改善看不清楚或眼睛疲勞的毛病。

而且「維他命ACE」最值得期待的效果就是**抗老力**。

其實不管是維他命A、C還是E，都屬於具有超強抗氧化的維他命，能消化體內多餘的「自由基」（參考96頁內容）。

在後續的篇幅也會提到，讓我們身體日益老化的天敵正是「氧化」與「糖化」（詳情請參考96頁之後的內容），而其中之一的「氧化」可藉由維他命A、C、E阻止。

就這層意義來看，這三種維他命不愧是防止體內氧化的「王牌」（ACE）。

但是就算能預防身體的氧化，也不能過度攝取，尤其**維他命A與E更是需要注意攝取量！**

維他命可分成易溶於水的「水溶性」與易溶於油的「脂溶性」兩種。過度攝取水溶性維他命的結果，就是多餘的會隨尿液一同排出體外。若是過量攝取脂溶性維他命，結果則是累積在肝臟或脂肪組織，容易引發各種中毒症狀。

因此有個詞彙能喚醒我們對脂溶性維他命的注意。

那就是「D、A、K、E」（日文的唯獨之意）。

也就是「唯獨要對維他命D、A、K、E的攝取量多加注意喲！」的意思。雖然是預防老化的「王牌」，但維他命A與E的攝取還是「適量就好」。

利用維他命B舒緩操勞過度的雙眼

仔細查看「眼藥水」的包裝盒，應該會看到上面寫著「維他命B6」與「維他命B12」吧？

沒錯，維他命B群也是能讓眼睛恢復活力的養份。

若要維持眼睛健康，尤其要注意下列四種。

維他命B1、B2、B6、B12

這幾種維他命基本上都具有**「消除眼部疲勞」**的效果。

其中眼睛最需要的就是維他命B1與B12。

維他命B1在製造身體能量方面，屬於非常重要的養份。一旦缺乏，身體就無法製造能量，也就容易感到疲倦。

在物資缺乏，容易營養不良的時代裡，許多人都曾患有「腳氣病」，其原因之一就是未能攝取足夠的維他命B1。

眼睛疲勞的成因不一定只有「用眼過度」，有時也是因為維他命B1的缺乏，導致能量不足。

相對的，**若能充分攝取維他命B1，除了有助於消除疲勞，也能打造一雙不易疲乏的雙眼。**

含有大量維他命B1的食材包含玄米、胚芽米這類未經精製的穀類以及豬肉。

另一方面，維他命B12則具有「造血」功能，也就是能幫助身體製造血液，**所以攝取維他命B12可改善血液循環，也等於讓眼睛得到充分的氧氣與養份。**

再者，維他命B12也有助於視神經這類神經傳導訊息，所以也能預防視力衰退的症狀。

豬肝、海鮮、牛奶都含有大量的維他命B12。

接著也關心一下維他命B2與B6。

維他命B2具有促進脂肪代謝的功能。

脂肪是皮膚與粘膜的材料，**所以充分攝取維他命B2就代表能讓角膜與視網膜保持健康**，也能讓眼睛不再充血，維持良好的視力。

豬肝、雞蛋、納豆這類食材都含有大量的維他命B2。

維他命B6則有助於蛋白質與脂類的代謝。

老花眼之所以看不楚，原因全出在睫狀肌與水晶體，而這兩個器官的主要成份就是蛋白質。由於維他命B6能促進蛋白質的代謝，所以是緩解老花眼、視力模糊症狀所不可或缺的養份，鯖魚、鰹魚、鮪魚這些魚類以及豬肝或香蕉都含有大量的維他命B6。

由於維他命B群屬於水溶性的維他命，所以與脂溶性的維他命「D、A、K、E」不同，過度攝取也不會囤積在體內。相對的，若不在日常生活中留心攝取，就很可能導致體內缺乏這類養份，維他命B群之外的水溶性維他命（例如維他命C）也是同樣的道理。

吃沙拉的關鍵字——「色彩鮮豔的蔬菜」

剛剛已經介紹了能預防眼睛或身體老化的「維他命王牌」，不過太多食物含有這些維他命，不太可能全背進腦袋。因此本書要教大家如何輕鬆地在日常生活中攝取「維他命A、C、E」。祕訣就是：

吃蔬菜或水果時，選擇「色彩鮮豔」的！

換句話說，一次不要只吃一種顏色的蔬菜或水果，而是要盡可能多吃幾種顏色，積極地攝取「色彩鮮豔」的蔬果。

色彩鮮豔的蔬果通常含有豐富的維他命A、C、E。

比方說，胡蘿蔔、小松菜或菠菜都含有大量的維他命A。而維他命C的話，則可選吃彩椒（紅、黃、綠）、綠花椰菜、草莓與檸檬。含有大量維他命E的是酪梨、西洋南瓜、埃及野麻嬰、梅子。感覺如何？是不是真的很繽紛呢。

購物或在餐廳點餐時，**若能積極地點「色彩鮮豔」的蔬果，肯定能自然而然地攝取到「維他命ACE」。**

接著要介紹的是吃法，**吃生菜的時候，建議淋點品質優異的橄欖油（請選擇有「現榨」意思的「Extra Virgin Oil」，也就是初榨橄欖油）**，橄欖油能讓營養的吸收效果加倍（順道一提，**橄欖油的每日建議**

攝取量為「1大匙」）。

除此之外，「蒸的」、「煮湯」的料理方式也比較適當。如此一來，蔬菜的營養也能原封不動地喝進身體裡。

而水果的料理方式則建議直接吃，不是打成果汁。一旦水果放進果汁機，高速打成果汁後，營養成份也會跟著被打碎。

再者，吃水果的時間也很重要，最佳時機為**早餐或午餐後。**

在晚上吃會造成血糖值上昇，也會衍生肥胖的問題，所以最好別在晚上吃喔。

◎要回復視力果然要靠「藍莓」？

不知道您聽到「有益視力的食物」，最先浮現腦海的也是「**藍莓**」嗎？藍莓做的營養品或糖果似乎已成為因電腦或智慧型手機而用眼過度的現代人的必需品了。

為什麼藍莓對眼睛有益？

那是因為**藍莓含有多酚之一的「花青素」成分**。

多酚是一種常見於植物的色素與苦味來源，據說種類多達三百種以上，**具有超強的抗氧化效果，所以被認為是抗老的必要營養**，其中的**「花青素」更被認為具有促進血液循環與舒緩睫狀肌的效果**。

老花眼看不清楚的症狀源自睫狀肌變得僵硬，使得眼睛無法靈活對焦，**而攝取花青素可讓睫狀肌放鬆，改善眼睛對焦功能，也就能緩解看不清楚的毛病**，這也代表能有效消除眼睛疲勞。

據說花青素還能提昇眼睛在暗處恢復視力的「暗適應」能力，不過到底是否真能改善夜間視力，目前還沒得到確切的證實。

順道一提，最近「覆盆子」這種莓果因為擁有比藍莓還多的花青素而備受注目。

這種莓果除了能改善老花眼以及其他視力問題，也有人提出能預防糖尿病視網膜病變（參考172頁）這類因糖尿病造成的眼疾與白內障（參考152頁）的報告，不過現階段仍缺乏有力的科學根據。

話說回來，如果想嘗試看看，目前的日本還找不到生鮮的覆盆子，只能從營養品試起。

眼睛痠痛的日子就用「紅酒」乾杯！

各位讀者之中，應該不乏愛喝酒的人吧？但說是喝酒，酒的種類實在很多，而每個人也都有自己愛喝的酒，有些人愛喝啤酒，有些人則愛喝威士忌調蘇打水，當然也有人喜歡日本燒酒或是紅酒之類。

某位女性在聽聞紅酒有益健康後，開始努力喝紅酒，結果在不知不覺間成為「愛喝紅酒」的人。

從眼睛的觀點來看，這位女性的選擇是正確的！

因為**紅酒對「身體」好，對「眼睛」也很棒！**

紅酒裡的**「白藜蘆醇」**成份正是其理由所在。

白藜蘆醇也屬於前一節登場的多酚之一。

這種成份具有非常優異的抗氧化效果，已被證實具有抑制癌細胞增生、防止動脈硬化與改善高血壓的效果。

就眼睛而言，能改善血液循環，**也與花青素一樣能舒緩睫狀肌，提昇眼睛的對焦功能。**

進一步的研究還證實**白藜蘆醇具有讓眼睛血管擴張的效果**，因此被認為能在糖尿病視網膜病變的治療上發揮效果。

「白藜蘆醇」簡直就是抗老超人！而紅酒含有大量這個成份（含量會因葡萄的種類而有些微差異……）。

每位讀者對酒雖各有愛好，但大家不妨試著在**「眼睛疲勞的那天來杯紅酒」**，但喝酒還是要適量，**差不多喝兩杯（240毫升）**就夠囉。

吃壽司的時候，務必選擇鮭魚、蝦子與鮭魚卵！

現在，在抗老醫學的世界裡，有種備受注目的營養素，那就是**「蝦紅素」**。

這種「類胡蘿蔔素」是存在於自然界的天然色素之一，而類胡蘿蔔素含有紅色、橙色、黃色這類色素，其中的蝦紅素則屬於紅色色素。

海鮮通常含有大量的蝦紅素。

舉凡鮭魚、鯛魚等紅色魚，蝦子、螃蟹這類加熱會轉紅的甲殼類以及鮭魚卵都是其中一種。

為什麼蝦紅素特別受到關注呢？那是因為蝦紅素具有令人**驚豔的抗氧化效果。**

眾所皆知，維他命E具有超強的抗氧化效果，但蝦紅素的效果居然是維他E的五百五十至一千倍，當蝦紅素隨著血液流到身體每個角落，造成老化的元凶，也就是體內的自由基（有關自由基的說明請參考96頁）將被一掃而空。

而這種抗氧化效果也被認為具有預防癌症、避免動脈硬化、改善高血壓、預防與淡化黑斑的效果。

而在眼睛的效果上，則可以提昇對焦功能與**預防白內障，非常適合預防眼睛的老化。**含有大量蝦紅素的鮭魚、蝦子、螃蟹以及鮭魚卵都是壽司與生魚片常見的食材，就讓我們一起盡情地吃壽司，讓眼睛與身體都變得更年輕吧。

◎花枝與章魚能讓水晶體隨時晶瑩剔透

前一節介紹了讓眼睛重返青春的海鮮，但其實還有很多海鮮能讓眼睛恢復明亮，例如章魚、花枝、牡蠣、海瓜子、干貝、蠑螺這些貝類以及魚肉上暗紅色的血筋。

大家覺得上述食物共通的營養素是什麼呢？

答案是「**牛磺酸**」。

牛磺酸是一種胺基酸，魚類與貝類都含有大量牛磺酸，人體也有胺基酸，這是人體組織不可或缺的物質。

胺基酸能提昇肝臟功能、穩定血壓、排出低密度膽固醇，是能有效改善文明病的營養素。

當然對預防眼睛的老化也很有幫助。

其中之一就是**可避免水晶體因老化而變得混濁，緩和白內障**（參考152頁）**的病程進行。**

此外，**也被認為能有效預防老年性黃斑部病變**（參考165頁）**這類因老化而引起的眼疾與視網膜病變**，所以是一種能有效阻止因老化而產生的眼疾發作，以及延緩相關病程的營養素。

更值得一提的是，牛磺酸屬於水溶性的營養素，能輕易地溶於水裡。所以燉煮食物的時候，不妨連同湯汁一起喝吧。

用DHA與EPA跟「乾眼症」說拜拜

DHA（二十二碳六烯酸）與EPA（二十碳五烯酸）是人體維持健康不可或缺的營養素，目前大家也都知道它們的好處了吧，而鯖魚、秋刀魚、鰤魚、鮪魚這類青魚的脂肪都大量含有這兩種營養素。

DHA具有減少低密度膽固醇、活化腦部、預防老年痴呆的效果。而EPA則可讓血液變得乾淨。

兩者也都具有**改善乾眼症的效果**。

乾眼症就是無法正常分泌淚液，導致眼睛表面乾澀的症狀（詳情請參考177頁），這會連帶引起眼睛疲勞、充血、視力衰退、肩膀僵硬、頭痛的症狀。

這些症狀當然對眼睛不好，若是放著不管，眼睛一下子就老化了。

因此請常吃青魚，充分攝取DHA與EPA。

這樣才能讓眼睛常保溼潤。

再者，DHA與EPA都被分類為「Omega-3」的脂類。

而「Omega-3」被稱為多價不飽和脂肪酸，具有在常溫之下也不凝固的性質。DHA與EPA能讓血液乾淨，就是因為具有這種脂肪酸。

除此之外，Omega-3的脂類之中還有α-亞麻仁酸，而亞麻仁油、荏胡麻油、油菜籽油都含有大量的亞麻仁酸。

營養	功能	含有相關營養的食品
維他命A	•防止夜盲症。 •可讓粘膜與皮膚維持正常功能、讓身體抵禦病毒與增強免疫力。	雞肝、蛋黃、鰻魚、埃及野麻嬰、胡蘿蔔、山茼蒿、小松菜、白蘿蔔葉、紫蘇、韭菜、菠菜、紅椒、香芹
維他命C	•可預防全身老化。 •有助於膠原蛋白的生成，也能預防形成黑斑的黑色素沉澱。除了能預防動脈硬化，也具有消除疲勞與預防感冒的效果。	紅椒、高麗菜苗、黃椒、香芹、青椒、苦瓜、綠花椰菜、白花椰菜、西印度櫻桃、柚子、檸檬、草莓
維他命E	•防止細胞老化。 •能避免膽固醇老化、也能預防高血壓、動脈硬化與心臟病，還能穩定自律神經、讓末梢血管擴張、促進血液循環。	杏仁、榛果、酪梨、植物油、西洋南瓜、紅椒、埃及野麻嬰、鱈魚卵、鮭魚、鮟鱇魚肝、沙丁魚、鰻魚
維他命B1 維他命B6	•使視神經傳達功能正常，消除眼周肌肉的疲勞。	•維他命B1／豬肉、豬肝、豆類、鰻魚 •維他命B6／鮪魚、雞肉、香蕉
維他命B2	•能保護眼睛的粘膜，尤其是角膜，讓視神經恢復功能。有助於脂肪代謝，也能預防動脈硬化。	納豆、牛奶、優格、雞蛋、鰻魚、豬肝、秋刀魚、鰤魚、香菇、杏仁

營養	功能	含有相關營養的食品
維他命B12	•讓視神經正常運作。	蜆、海瓜子、牡蠣、沙丁魚、豬肝、起司
花青素	•有助於視網膜紫質合成。 •消除眼睛疲勞，也能改善因糖尿病引起的視網膜剝離。	藍莓、覆盆子、地瓜、美國櫻桃、黑豆、紅豆
白藜蘆醇	•具有超強抗氧化力，能掃除傷害細胞的自由基。 •具有擴張眼睛血管的效果，也能活化長壽基因。	紅酒、花生
蝦紅素	•是類胡蘿蔔素的一種。 •可有效促進血液循環，所以能讓疲勞物質早點排出體外，將新鮮的氧氣與營養素輸送到眼部，消除眼睛疲勞。	蝦子、螃蟹、鮭魚
牛磺酸	•胺基酸的一種。 •對動脈硬化、糖尿病、心臟衰竭這類文明病極有效果，也能有效預防老年性黃斑部病變與視網膜病變。	牡蠣、 海瓜子這些貝類、 花枝、章魚、 魚的暗紅色血筋
DHA、EPA	•不飽和脂肪酸之一。 •屬於腦部、細胞神經、視網膜這類細胞膜的重要成份。能有效預防乾眼症以及因過勞、老化所造成的視力衰退。	沙丁魚、鯖魚 這類青魚以及鮭魚

抗氧化讓身體不生鏽

之前已介紹了各種食物，而每次介紹都會提到**「抗氧化效果」**這個詞彙。

因此接著要為各位讀者更深入地講解，為什麼具有抗氧化效果的食物，對我們的身體這麼重要。

所謂「抗氧化」就是「抵抗氧化」的意思。

而「氧化」就是「生鏽」。

鐵這類的金屬若是放著不管，慢慢地就會變色與生鏽。

其原因就在於「氧化」。

金屬與氧氣結合後，會發生氧化，也就是「生鏽」的現象。

這個現象同樣會在人體內部發生，人體也會因為氧化而生鏽。

人類身體的老化也與這種「氧化」現象息息相關，外表的老化、上了年紀的身體開始出現毛病，都跟氧化有很大的關係。

或許各位會覺得，人類就是得呼吸氧氣才能活下去，所以會氧化也是無可奈何的……

但實情並非如此。

身體之所以「生鏽」，是因為吸入體內的氧氣有一部分發生了化學變化，進而產生了「自由基」這種物質。

雖然這種物質與細胞的結合會讓身體氧化，但另一方面，我們的身體也有抵擋這種自由基侵蝕的防禦機制。只要這套防禦機制能正常運作，身體的「氧化」程度就不會太劇烈。

只不過，若是因為各種原因而產生了過多的自由基，這套防禦機制就無法應付，身體也會不斷地氧化，同時引發各種疾病與老化現象。

順道一提，會使自由基大量增加的原因如下。

＊不規律的生活作息
＊偏食
＊常攝取加工食品或有殘留農藥的食品
＊吸菸、喝酒
＊壓力
＊激烈的運動

＊紫外線

＊汽機車廢氣……etc.

這些因素之中，有很多是只要在日常生活多注意一下就能避開的。

因此，只要平常多注意，**就能將自由基的產生抑制在一定的程度之下。**

除此之外，還有一件很重要的事。

那就是要強化體內的抗氧化機制。

抗氧化要從身體內部做起。

而最簡單的方法就是活用「食物」。

適當攝取營養可強化體內的抗氧化機制。

先前介紹的各種「抗氧化」食物就具有這種效果。

其中想請大家記在腦袋裡的抗氧化營養素關鍵字就是下列這些。

＊維他命ACE　↓72至76頁
＊多酚　↓84至87頁

積極攝取大量含有這類營養素的食物，就能防止身體氧化，也就是老化。

而本書的主題「老花眼」也是身體的老化現象之一。

能抗氧化的食物也能直接或間接地舒緩老花眼的不適症狀，同時延緩老花眼的病程。

不過要注意的是，就算這些營養素對身體有益，也不能過量攝取。尤其是75頁提到的維他命A與維他命E，更是不能過量攝取。它們都是脂溶性的維他命，所以會囤積在體內。過量攝取可能引起維他命中毒症，反而有損健康。再三提醒，任何事物都請「適可而止」。

讓身體氧化的機制

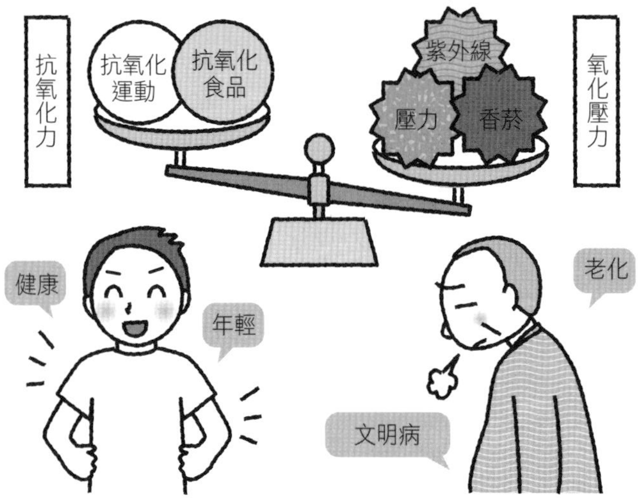

- 壓力、香菸與紫外線都會催生體內的自由基，也會加速老化。
- 要讓老化煞車，除了重新檢視生活習慣，也要攝取抗氧化食品或是進行活化體內細胞的運動。
- 若能同時抗氧化與抗糖化，就能產生延緩老化速度的相乘效果。

老化的原因之一「糖化」

身體會老化，原因可不只是「氧化」。

近年來，抗老醫學的第一線也非常重視另一個老化要因，那就是**「糖化」**。

所謂「糖化」是指蛋白質與糖結合後變質的現象。

比方說，烤過的肉會變硬，顏色也會變成咖啡色，這就是蛋白質變質後的現象。此外，糖水煮乾後，就會褐化成焦糖對吧，這也是所謂的糖化現象。

這個現象同樣會在人體內發生。

若要問會有哪些後果，其中之一就是對「皮膚」的影響。皮膚裡的蛋白質糖化後，皮膚會失去彈性，變得容易增生皺紋與鬆弛。

血管內的蛋白質糖化會導致動脈硬化，長此以往，罹患危及生命的腦部、心臟疾病的風險也將增加。

骨頭若是糖化，就可能引發骨質疏鬆症。

若是腦部糖化，就很可能發展成阿茲海默型失智病。

當然，**眼睛也可能糖化**。

舉例來說，**眼白泛黃**就是糖化的症狀之一。

當水晶體的蛋白質糖化，水晶體就會變得混濁，進而引發白內障。

糖質是我們活動的能量來源。

所以只要活著，身體有些部分就一定會糖化。

而且上了年紀後，人體的耐糖度（讓上昇的血糖值回到正常程度的能力）也會跟著下降。

因此，年紀越大，身體越容易糖化。

但糖化與氧化一樣都能延緩。

那該做些什麼才能延緩糖化呢？最基本的就是下列這件事。

不要過量攝取糖類。

糖化的起因在於身體攝取了無法處理的「糖類」。

身體雖能自行將糖類轉換成能量，但過量攝取時，就會留下無法處理的糖類。

而這些無法處理的糖類會與蛋白質結合，進而引發糖化現象。

所以請停止過度攝取糖類的行為。

含有糖類的食物包含米飯、麵包這類的碳水化合物；水果、蛋糕、餅乾這類甜食；摻有砂糖的飲料以及酒類。

用餐時攝取的碳水化合物是身體的能量來源，再怎麼減少攝取量也有極限，而水果通常具有優異的抗氧化效果，為了阻止氧化，應該積極地攝取。

反觀甜點、飲料或是酒這類非必要的食品，則可隨個人努力程度減少攝食。

為了避免身體氧化，就讓我們一起少吃這類非必要的甜食吧。

◎要預防糖化，關鍵就在「飲食順序」

前一節提到，要防止身體糖化，「就別過度攝取糖類」。此外還有一項強烈建議大家實踐的抗糖化方法，那就是：

別讓血糖值急遽上昇。

血糖值是血液裡的糖質（葡萄糖）含量。血糖值會在正餐與點心之後上昇，而身體吸收血液裡的葡萄糖之後，血糖值就會下降。

在這一連串的反應之中，胰臟分泌的胰島素扮演了極為重要的角色。然而血糖值會隨著進食量與食物急遽上昇，如此一來就會產生無法消化的葡萄糖。

血糖值若是長期反覆飆昇，胰島素就會無法正常分泌。

血液裡的葡萄糖也就越來越無法順利消化，慢慢地，陷入血糖值居高不下的狀態（高血糖）。

這些都會導致體內囤積過多糖類。

想當然爾，也是「糖化」的原因。

若是一直處在高血糖的狀態，不久後就會引發糖尿病這類併發症。

能不落入如此下場的方法就是剛剛所說的「別讓血糖值急遽上昇」。具體該怎麼做呢？

方法有很多種。

一種就是積極地攝取低GI值的食物。

GI值是「Glycemic Index」的縮寫，主要是食物在體內轉換成「糖」的速度指標。

GI值越高，血糖值越容易飆昇，反之則緩慢上昇。**要想避免身體糖化，就得多吃低GI值的食物以及少吃高GI值的食物。**

順道一提，量化後的標準大概是這樣。

＊「高」GI值：70以上
＊「中」GI值：56至69
＊「低」GI值：55以下

請翻到113頁，看看「食材GI」值的表格。

在米飯與麵包這類主食裡，精製的白米與白吐司都屬於高GI值的食物，但玄米與全穀麵粉製作的麵包卻屬於低GI值的食物。

由此可知，只要善加選擇，就能吃到讓血糖值緩慢上昇的主食。

但本書並不認為「高GI值的食物不該吃」。

正如113頁的表格告訴我們，高GI值的食物之中，也有很多是含有身體所需營養素的食物。例如胡蘿蔔是維他命A的寶庫，也是保護眼睛健康必須攝取的食物。

因此接下來要介紹的是能放心享用高GI值食物的方法。

這方法就是**注意飲食順序**。

也就是從低ＧＩ值的食物開始吃。

大致上如下列的順序。

蔬菜、菇類、海藻類↓肉、魚、豆製品、雞蛋↓碳水化合物（白飯、麵包、芋類）

不過，剛剛說的胡蘿蔔屬於高ＧＩ值的蔬菜，所以吃蔬菜的時候，也要多留意一下囉。

順帶一提，我總是在用餐的尾聲才吃胡蘿蔔。

不知道是否因為這樣，才常常被問「妳是不是討厭吃胡蘿蔔啊？」

另外，能避免血糖值飆昇的方法就是餐後的運動。

餐後30分鐘至1小時是血糖值上昇的時間，此時可進行15至20分鐘的運動。

這裡說的運動不是得去健身房或到路上跑步的激烈運動，只需要進行健走這類輕緩的運動，就足以讓血糖值下降。

餐後不妨散步兼健走一下。

讓我們一起養成這個好習慣吧。

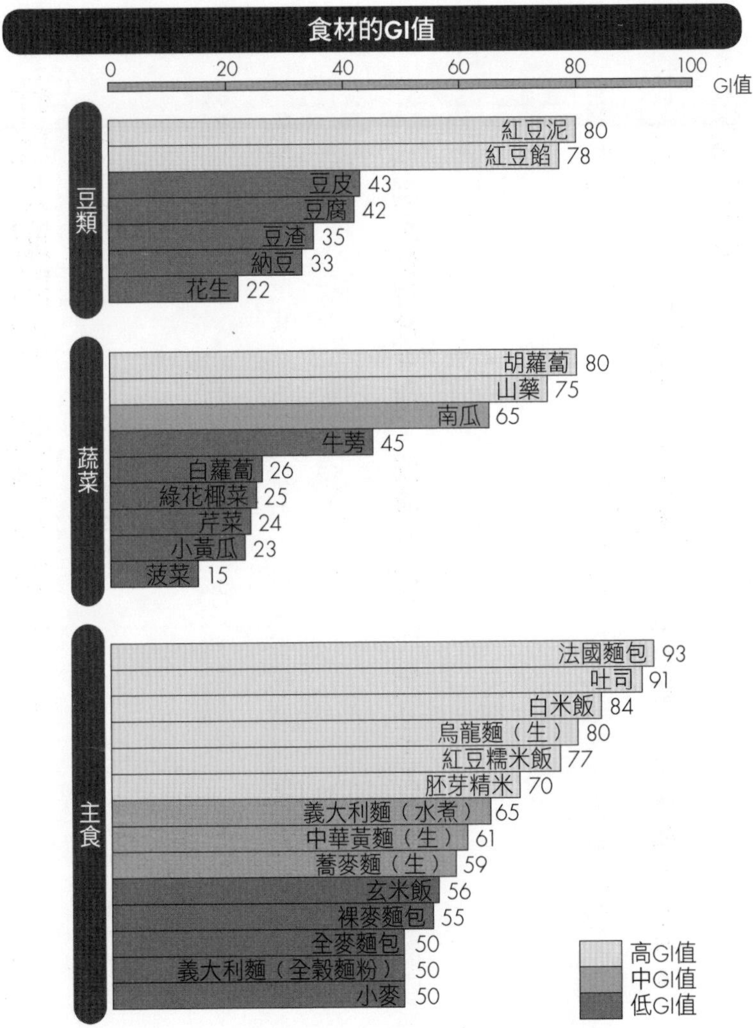
食材的GI值
0
20
40
60
80
100
GI值
豆類
紅豆泥 80
紅豆餡 78
豆皮 43
豆腐 42
豆渣 35
納豆 33
花生 22
蔬菜
胡蘿蔔 80
山藥 75
南瓜 65
牛蒡 45
白蘿蔔 26
綠花椰菜 25
芹菜 24
小黃瓜 23
菠菜 15
主食
法國麵包 93
吐司 91
白米飯 84
烏龍麵（生） 80
紅豆糯米飯 77
胚芽精米 70
義大利麵（水煮） 65
中華黃麵（生） 61
蕎麥麵（生） 59
玄米飯 56
裸麥麵包 55
全麥麵包 50
義大利麵（全穀麵粉） 50
小麥 50
高GI值
中GI值
低GI值

什麼是眼睛的「營養補充品」？

我的中心思想是，身體所需的營養該由食物攝取。

不過有時工作一忙，能在家裡悠哉用餐的機會就越來越少。

可老是外食，就容易營養不良。

此時**「利用營養補充品（健康食品）」補充不足的營養**，或許是「可行之道」。

有益眼睛的健康食品只需要使用含有先前介紹的營養素就夠了。

比方說，含有**花青素、白藜蘆醇、蝦紅素、牛磺酸、DHA、EPA這類營養素。**

若要加強「眼睛保健」，則建議多攝取**「芸香素」**與**「檞皮素」**。

上述都屬於多酚的一種，也有助於改善視力。

例如，已有報告指出「芸香素」能緩解老年性黃斑部病變（參考165頁）這類眼疾。

而「檞皮素」則已被證實具有阻絕紫外線進入眼睛的效果。

兩者的抗氧化作用也很優異，所以都具有返老還童的效果。

當然，這兩者都可從食物攝取。

「芸香素」常見於菠菜、花椰菜、蘆筍這類黃綠色蔬菜。

「檞皮素」則常見於洋蔥、大蒜與高麗菜。

基本上先從這些食物攝取這兩種營養，不足的部分再由營養補充品補充。

接下來是使用保健食品的建議。

市售的保健商品分成「錠劑」、「膠囊」、「粉末」、「液體」這幾種，而推薦的順序則是①液體、②粉末、③膠囊、④錠劑」（僅做參考之用）。

這是因為，要做成固體就可能得添加不需要的材料，而且比起霧面的錠劑，表面光亮的錠劑也比較可能使用添加物。

此外，還要注意配藥的問題。若是吃了不該同時吃的藥物，可能會造成對身體不利的影響。

就這層意思來看，隨便從網路上購買保健食品是值得商榷的行為。若是內服的保健食品，建議還是經過藥劑師或醫師的指示再行服用。

服用這類保健食品時，請別只吃一段時間就不吃，目標是吃三個月再停藥。

這是因為保健食品到底對自己有用（有效果）還是沒效果，需要一段時間才能判斷。希望大家多花點時間，慢慢地檢視保健食品的效果。另外要注意的是，保健食品不能代替三餐，一定要知道保健食品終究只是輔助性質的東西。

稍事歇息時的花草茶也能讓眼睛煥然一新！

許多茶品也有讓眼睛重獲活力，防止老化的成份。

所以接下來要介紹幾款我覺得很棒的茶給大家。

＊小米草

這是一種在台灣稱為莢果蕨的植物。

這種植物在歐洲被當成「眼藥」，自古以來就使用至今，而且還留有古希臘將它當成眼睛感染病藥物使用的記錄。

成份包含抑制發炎的珊瑚苷與槲皮素。

因此能有效改善眼球充血、針眼、結膜炎這類的發炎症狀，也能進一步緩和眼睛的疲勞。

＊洋甘菊

洋甘菊花草茶也是對眼睛很有益處的花草茶。

洋甘菊花草茶已被證實具有舒眠與放鬆的效果，但最近受注目的原因居然是還能防止糖化。

洋甘菊的成份之一「母菊天藍烴」具有抗發炎效果，而「chamaemeloside」成份則具有抗糖化效果，這兩者的效果都能防止身體糖化。

一般認為，這可有效預防白內障（參考152頁）。

所以說，這是一種能讓心靈舒緩，讓身體重獲青春的花草茶。

＊綠茶

綠茶的苦味成份「兒茶素」屬於多酚的一種，具有超強的抗氧化效果，也能促進眼周血液循環與改善眼睛疲勞症狀。

養成在工作空檔喘口氣喝杯綠茶的習慣，就能打造一雙不易疲勞的雙眼。

＊毛果槭茶

這是以被譽為「眼藥之樹」的槭樹科樹木的樹皮與葉子煎製的茶。自古以來，日本就將這種茶當成「眼睛特效藥」，與其說是茶，倒不如說是長期被當成洗眼液使用的飲料。

這種樹所含有的杜鵑醇（丹寧酸的一種）具抗菌效果，能有效改善結膜炎或針眼的症狀。

而且也能促進血液循環，對於視力模糊或眼睛疲勞都能有所改善。除了做成茶，也做成萃取物，自古就被當成洗眼液使用。

＊菊花茶

這是以乾燥菊花煎製的茶，中國早期就因「能有效緩解眼睛疲勞」而普及。

實際上，菊花茶大量含有能抑制眼睛發炎症狀的芳香成份以及讓眼睛恢復元氣的維他命A。

對於眼睛疲勞的改善很有效果，強烈建議常使用電腦或智慧型手機等用眼過度的人喝這種茶。

第4章

靠生活習慣打造「不易疲累的雙眼」

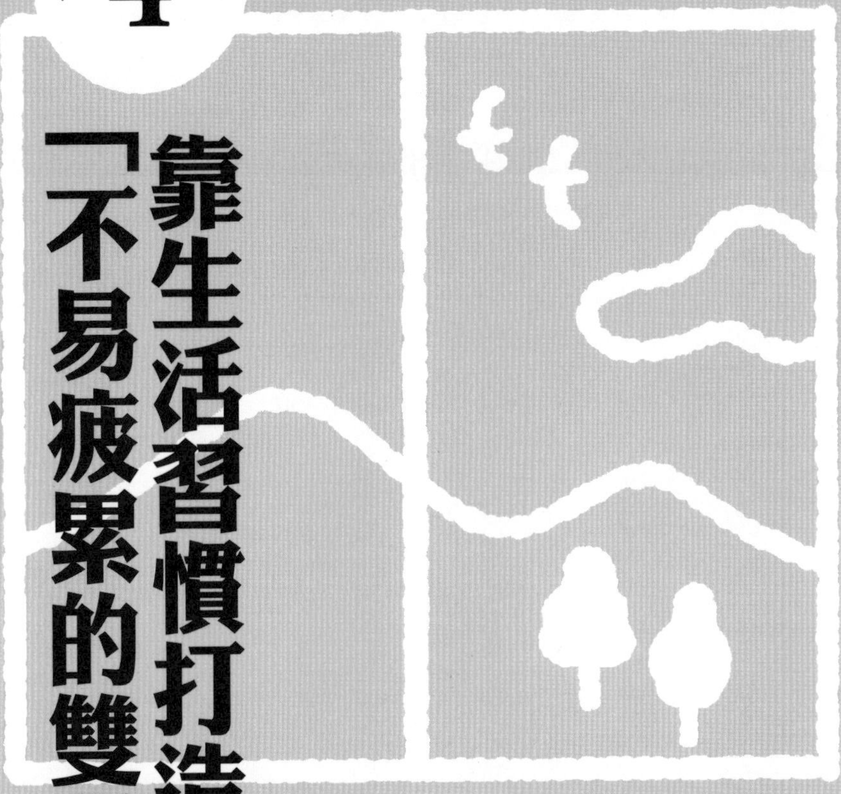

◎讓生活稍做改變，「打造不易疲累的雙眼」

眼睛日益老化的原因之一就是「過度用眼」，這點已在第1章說明了。現代人尤其因為電腦、智慧型手機的普及，過著人類歷史上，最過度用眼的生活。

長此以往，眼睛快速老化也是理所當然的。

也因為如此，才有必要實踐第2章與第3章介紹的「練習」以及「飲食生活」，讓疲勞不堪的雙眼重新充電。

還有另一件事希望各位讀者實踐。

那就是：

讓眼睛不疲勞的生活智慧。

只要注意日常生活裡的小細節，就能讓眼睛不那麼疲勞。甚至可以打造一雙不易疲勞的靈魂之窗。

接下來本章準備介紹讓眼睛不操勞的生活智慧。

由於都很簡單，所以就讓我們稍微改變生活方式，一起打造「不易疲倦的雙眼」吧。

讓疲勞雙眼徹底休息的妙招

大家一天花多少時間盯著電腦與智慧型手機的螢幕呢？

若為眼睛健康考量，最理想是限制在「四個小時」之內。

超過這個時間，就會對眼睛造成相當的負擔。

但在目前的世道裡，有許多人從事的是非電腦無法完成的工作。

所以就算知道要限制在四個小時之內，也很難真的實踐吧。

那該怎麼辦呢？

其實方法意外地簡單。

就是短暫而密集地讓眼睛休息。

意思是盡可能找空檔讓眼睛休息，我建議的是，每工作一小時，就讓眼睛休息15分鐘。

只要堅持這個休息頻率，就能在工作時，避免眼睛過度疲勞。

還要重視休息的方法。

希望大家積極地**「望向遠方」**。

長時間且近距離盯著電腦螢幕，會讓睫狀肌過度緊繃，所以希望各位望向遠方，舒緩緊繃的眼部肌肉。

看看窗外的景色或是室內的觀葉植物。

當然，讓眼睛像是望向遠方地失焦也可以。

不然就是做做第2章介紹的練習。

「看遠看近練習」與**「睜眼閉眼練習」**都不需要額外的道具，坐在位子上就能進行。

除此之外，「緊閉雙眼」也是不錯的。

什麼都不看也可讓眼睛得到充分的休息。

最希望大家避免的就是看書、看雜誌或是讀報紙，這跟近距離看東西沒兩樣，所以會造成反效果。

想讓眼睛休息的話，不能只是讓視線離開電腦螢幕，也要避免近距離盯著東西。

眼睛疲勞時，用「熱毛巾」熱敷一下

接下來要介紹的「眼睛休息方法」雖然稍微麻煩，不過效果非常卓越，那就是以熱毛巾熱敷眼睛。

或許有人覺得，冰毛巾才能舒緩疲勞造成的眼睛不適感，**但實際上能消除疲勞的是「熱毛巾」**。

能有效緩解眼睛疲勞的是熱毛巾，不是冰毛巾喔！

〈熱毛巾的準備方法〉

方法① 毛巾泡溼後，用力擰乾，再放進微波爐加熱1分至1分30秒。

方法② 將熱毛巾放在熱水裡，再拿出來擰乾。

熱敷之後，眼睛周圍的血液循環會變得更順暢，眼睛也能因此得到足夠的氧氣，重新獲得滿滿的活力！還能讓水晶體保持原本的剔透。也可以使用市售的熱敷眼罩與敷眼袋，不過千萬別過度加熱這些小道具，否則會造成眼睛附近燙傷。

順道一提，「冰敷」適合抑制眼睛「發炎」的症狀。例如，眼睛充血或是被紫外線曬得目炫的時候。此外，眼睛浮腫也適合冰敷。

〈冰毛巾的準備方法〉

將毛巾泡在水裡，再放到冰箱（時間不夠可放在冷凍庫）冰鎮。

熱毛巾還是冰毛巾合適？請大家依照眼睛的症狀選擇吧。

◎按摩有益眼睛的穴道，讓你更年輕！

不管是搭電車還是等人，都能利用這段空檔**「按摩穴道」**來打造「不易疲勞的雙眼」。

所謂的「穴道」，就是經過按壓，血液循環得以改善，緩解各部位不適感的點。

也就是中醫（中國自古傳承至今的醫術）所稱的「經絡」，我們的身體有許多穴道，而對「眼睛有益的穴道」特別集中在「臉部」。

這些穴道的位置請參考下頁插圖。

按壓穴道的訣竅是保持在「有點痛、有點舒服」的力道，一邊呼

有益眼睛的效道

Ⓒ顴髎

〈尋穴方法〉
在顴骨隆起處的正下方；在眼尾垂直線以及鼻孔水平線的交錯處。

〈效果〉
＊消除眼睛疲勞
＊改善眼球泛黃
＊預防眼周與額頭增生皺紋

Ⓑ太陽

〈尋穴方法〉
介於眉尾與眼尾的中間，偏向太陽穴附近的位置。

〈效果〉
＊緩解眼睛疲勞
＊改善視力模糊

Ⓐ晴明

〈尋穴方法〉
按壓眼頭時，摸到骨頭凹陷之處。輕輕按壓，會覺得鼻子深處受到刺激。

〈效果〉
＊緩解眼睛疲勞
＊消除眼周皺紋

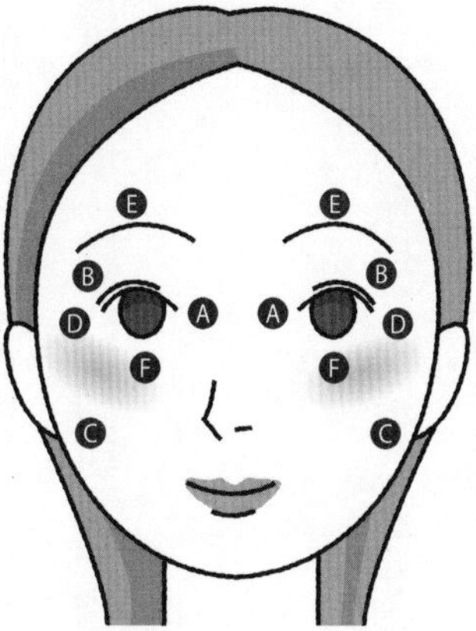

Ⓕ四白

〈尋穴方法〉
距離黑眼球正下方的骨頭偏下之處。

〈效果〉
＊消除眼睛疲勞
＊緩解眼部痙攣
＊改善頭痛

Ⓔ陽白

〈尋穴方法〉
從眉毛中心點外上約拇指1指幅之處。

〈效果〉
＊緩解眼睛上方的疼痛感

Ⓓ瞳子髎

〈尋穴方法〉
從眼尾往外拇指1指幅的骨頭凹陷處。

〈效果〉
＊消除眼部皺紋
＊改善頭痛

吸，一邊按扭穴道3至5秒，重複五個循環。

若是用力過頭，會造成反效果，請大家務必多注意。

另一項需要注意的是避免在餐後按壓穴道，用餐後，血液循環會變得更順暢，此時若按壓穴道，讓血液循環變得暢旺，反而會造成充血般的「熱脹感」。

基於同樣的理由，也別在按壓穴道之後運動。請在按壓穴道之後，稍微安靜一會兒，悠哉地享受那「痛並快樂著」的後韻。

按壓臉部的穴道不僅有益眼睛，也有「美顏效果」。

因為當血液循環改善，五官的氣色自然一新。

此外，有些穴道也能消除眼尾與眼周附近的皺紋。

按壓穴道可打造「不易疲勞的雙眼」，還能讓五官變得更加年輕，

請試著將「趁空檔按壓臉部穴道」這件事培養成每天必做的習慣吧。

打造有益視力的電腦環境

如果你每天都得長時間使用電腦，就該在電腦周邊「下點工夫」。光是這一點心思，就能打造有益視力的電腦環境。

◎讓眼睛與螢幕距離50公分以上

要避免眼睛疲勞，就得避免眼睛與螢幕靠得太近，最理想的距離是50至70公分。

若使用的是桌上型電腦，應該很容易調整眼睛與螢幕的距離吧。反而是使用筆記型電腦時，因為鍵盤與螢幕接在一起難以調整距離。

因此我建議使用外接式的鍵盤。

如此一來，就能自由地移動螢幕的位置囉。

◎電腦螢幕應放在略低於視線的位置

建議電腦螢幕放在略低於視線的位置，因為放在需要向上看的高度，眼睛通常得張得更大，這也是乾眼症（請參177頁）的成因之一。

◎在房間的某個角落擺盆觀葉植物

先前提過「讓眼睛休息時，試著望向遠方」。

這時候最適合盯著看的就是觀葉植物了。

綠色是一種有益視力的顏色，能讓原本緊繃的眼周肌肉得到解放。

而放置的位置不是桌子上方這麼近的距離，而是稍微遠一點的地方。

不然不就很難達到「望向遠方」這個目的了嗎。

◎房間不可太暗

為了避免眼睛疲勞，也要多注意房內的明亮度。

在關燈的房間裡，只憑電腦螢幕的光源看東西，對眼睛會造成極大的負擔。盡可能打造一個室內光源與電腦螢幕光源之間沒有太大落差的環境。

外出時，戴上隔絕紫外線的「太陽眼鏡」！

會讓眼睛加速老化的不只用眼過度與不規律的生活作息，「**紫外線」也是老化的主要因素之一。**

一般認為，皮膚的老化有百分之八十來自紫外線的傷害。

在眼睛的比例雖然沒那麼高，但是紫外線造成的傷害仍不可忽視，因為眼睛跟皮膚一樣，都是一整天曝露在紫外線之下。尤其**長期曝露在紫外線之下，會讓水晶體變得白濁，進而引起白內障。**

紫外線的威脅還不只如此。

射入眼睛的紫外線也會對皮膚造成傷害。

不管在皮膚上抹多少防曬乳，只要輕忽紫外線對眼睛的傷害，就等於沒有防曬。

因此，除了皮膚要防曬，眼睛也要徹底阻絕紫外線。

首先能立刻實施的就是養成**「外出必戴太陽眼鏡」**的習慣。

此時請記得選擇「能阻絕紫外線」（UV Cut）的款式，若因近視而必須戴眼鏡的人，則請選擇具有「防紫外線」功能的眼鏡。

最近具有「UV Cut」功能的眼鏡與隱形眼鏡越來越多，請大家務必選擇這類型的產品。

如果現在使用的是非「UV Cut」的眼鏡，為了減緩眼睛老化，不妨考慮看看是否要另配一副眼鏡。

再者，我常被問：「防曬措施只需在夏天進行嗎？」答案是「不」。

紫外線最強的季節當然是「夏天」，雖然「冬天」只有大約一半的量，仍改變不了紫外線照射的事實。

而且冬天很乾燥，比夏天更容易受到紫外線的影響。因此，冬天也需要預防紫外線的傷害。

比方說，皮膚可用冬季專用防曬乳徹底防禦。

眼睛則與夏天一樣，外出時，戴上具有防紫外線功能的太陽眼鏡或眼鏡。

除了利用太陽眼鏡抵擋來自身體外部的紫外線，也要從體內阻擋紫外線的傷害。例如食物，也可幫我們彈開紫外線的傷害。

若要說哪些食物具有抵擋紫外線的效果，就是第3章介紹的「維他命王牌（A、C、E）」（參考第72頁）。

維他命C尤其推薦。

青椒、綠花椰菜、南瓜這類蔬菜、柑橘類水果、草莓都含有大量的維他命C，請儘可能地攝取這些食物。

不過，維他命C屬於水溶性的維他命，過量攝取時，無法被身體吸收的量就會隨著尿液排出，請在早、中、晚這三段時間多多攝取。

順道一提，維他命C能有效改善曬傷以及預防黑斑與皺紋。

避免過度使用眼藥水！

我想，許多人都靠「眼藥水」消除眼睛的疲勞。

所以接下來，就為大家介紹這麼有效果的眼藥水該怎麼使用。

最近市面上出現各式各樣的眼藥水，或許您正為該買哪一種而煩惱吧。雖然包裝上會寫「含有維他命○」，但到底哪一種才適合自己，才能對症下藥呢？

給您一些有用的建議。

第一點，**若您的症狀是「眼睛好疲勞啊！」就應該使用含有「維他**

命B12」（氰鈷胺）的眼藥水。

氰鈷胺含有讓睫狀肌恢復正常的效果，可讓眼睛更輕鬆地對焦，也能消除眼睛的疲勞。

若是為乾眼症困擾的人，則可選擇含有「玻尿酸」的眼藥水。

玻尿酸具有優異的保水力，可讓眼睛變得溼潤。

近年來也出現了補充眼睛表面粘膜（粘液素）的點眼液，也很有效果，使用這類產品提昇眼淚的品質也是非常重要的。

此外，一次點好幾滴眼藥水，以及一天點好幾次都是不當的使用方式，眼睛大約能儲存0.03毫升的眼淚與眼藥水。

而1滴眼藥水的量大約是在0.05毫升。

換算之後可知，光點一次就已經超量，眼睛也無法完全吸收，只是白白浪費眼藥水而已。

另外要注意的是，從眼睛溢出來的眼藥水會在眼睛周圍造成皮膚發炎的症狀。

點眼藥水時，不能超過說明書限制的單日用量，有些眼藥水的成份會造成眼睛表面的狀態惡化。

眼藥水也是一種「藥」，若不遵照正確的方式使用，就會對眼睛與身體造成負面影響，請大家務必遵守說明書上的使用方法。

若找不到適合自己眼睛症狀的眼藥水，建議請教專業的眼科醫生。

徹底緩解壓力是維持年輕的祕訣

壓力會加速人體老化，這是因為心理與生理之間存在著緊密的關係。一旦累積太多壓力，免疫功能就會下滑，光是這樣，就容易罹患疾病，而且會讓身體對於各種外來物的抵抗力下降。

也因此會讓身體的各個部位不斷老化。

想當然爾，屬於身體一部分的「眼睛」也不可能倖免於難。

壓力雖然不會直接讓眼睛老化，卻會間接地加速眼睛老化。

若從抗老醫學的角度思考，還是要盡可能別讓身體承受太多壓力。

話雖如此，生活在現代社會的人們要想「盡情釋放壓力」，真的是一項不可能的任務。

就連本書作者的我，每天也感受到來自不同方面的壓力。但即便身處這種生活之中，我仍然時刻思考能「遠離壓力」的生活方式。

而我想到的就是重視**「心靈狀態」**。

不管遇到什麼事都保持樂觀的思維，盡可能不讓自己陷入憂鬱。

我認為，這種生活方式也是預防老化至關重要的部分。

我與超過一百歲的人瑞們實際會面後，發現每一位都擁有非常樂觀與積極的心態。而且他們不管過了幾歲仍想挑戰新事物，樂此不疲。

另一項我所關心的是**「擁有自己的時間」**，每個人都應該讓自己擁有一點不受打擾，自由自在的時間。

只可惜，一旦進入忙碌的生活模式，就很難實施這件事。為此，我想出了另一個方法。

那就是在規劃行程時，一開始就留下一段「專屬自己的時間」，而工作就排在這段時間的後面。

若是每天都以工作為優先，不斷過著充滿壓力的生活，身體也會一點一滴著實地老去。就讓我們為自己保留一段「專屬的時間」，一起消除壓力，常保青春吧。

第5章

不可不知！伴隨老化而來的「眼睛疾病」

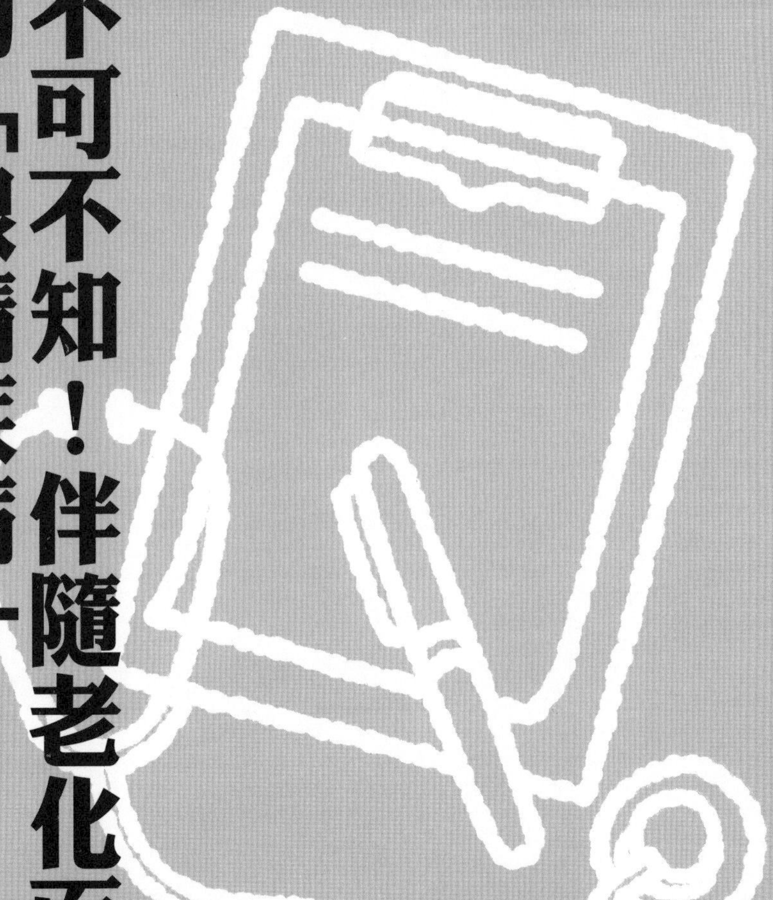

隨年齡加劇的眼睛老化現象

到目前為止，主要是介紹看近物看不清楚的「老花眼」。

想必大家已經知道，老花眼是眼睛的老化現象之一，但隨著年齡而衍生的眼睛症狀其實不止於此。

一些年輕時不易發生的眼睛症狀會在40歲之後慢慢出現，舉凡**白內障**、**青光眼與老年性黃斑部病變**都是其中之一。

老花眼的病程可透過之前介紹的練習與飲食生活的改善得到某種程度的抑制。

這也是本書之所以取名為**「老眼預防術」**的原因。

另一方面，因為年老而引起的「毛病」之中，也有需要前往眼科治療的病症，這些是無法自力治癒的。

不僅無法自力治癒，若是一直告訴自己「沒關係」而放任不管，還會讓病症不斷惡化，其中某些病症甚至可能讓眼睛失明。

本章要從年老型眼睛疾病之中挑出需要前往眼科治療的主要病症，並且介紹這些病症的症狀與治療方法。

不管是哪種病症，只要持續惡化，就會導致視力下滑，有的甚至會有失明的危險，若是感到眼睛有異狀，最好速速前往眼科接受診斷。

白內障

80歲以上的人身上幾乎都看得到這項老年性疾病

【病症】

白內障是因年紀增加或其他原因，導致「水晶體」的蛋白質產生質變，水晶體變得混濁的疾病。

水晶體就是我們看東西之際的「鏡片」部分，一旦變得混濁，外部的光線就無法充分射入眼睛或是不規則折射，無法在視網膜形成鮮明的影像（參考157頁），其結果將出現下列的症狀。

*配戴老花眼鏡也很難看清楚細小的字
*眼睛像是蒙上一層霧，東西看起來很模糊
*感覺光線很刺眼
*用單眼看，東西也有二重或三重的疊影

白內障是老化現象之一，每個人只要上了年紀，都有可能遇到這個問題。也有報告指出，每個人到了80歲之後，幾乎都會出現白內障的症狀。不過，症狀是因人而異，也有人完全沒有任何自覺症狀。這其實是因為大部分的白內障都以20年或30年的速度緩慢加劇，每天的變化並不明顯，所以患者難以察覺。

【治療方法】

水晶體一旦變得混濁，就無法回復原狀。所以治療之際，會利用藥物減緩病程，讓眼睛重新看得清楚。只要透過適當的治療，就能解決日常生活的不便。

不過，當視力下滑到會造成生活不便的程度（大概是配戴眼鏡，雙眼視力仍不足0.7的程度），也可以選擇「手術」這項治療方法。

■如果不會造成生活不便的話⋯

◎藥物治療

利用眼藥水或內服藥抑制水晶體的蛋白質產生質變，減緩水晶體混濁的速度。

不過，就現階段而言，藥物無法徹底阻止水晶體變得混濁，而且藥物的效果也缺乏科學根據。

■若是會對生活造成不便的話……

◎手術

摘除混濁的水晶體，植入新的人工水晶體。

如果沒有其他疾病，手術之後，當天就可回家。即便需要住院，也僅止於2至3天。

【預防方法】

白內障是一種只要上了年紀，誰都會遇到的毛病，所以幾乎不可能徹底預防。

不過，只要在日常生活花點心思，就能延緩水晶體混濁的速度。

比方說，第3章介紹的飲食習慣就能有效地抑制眼睛老化，等同於預防白內障。

另一點不可或忘的是紫外線的預防。

「紫外線」是讓水晶體混濁的重大元凶，請大家外出時，別忘了戴上具有防紫外線功能的太陽眼鏡或是眼鏡。

白內障的眼睛

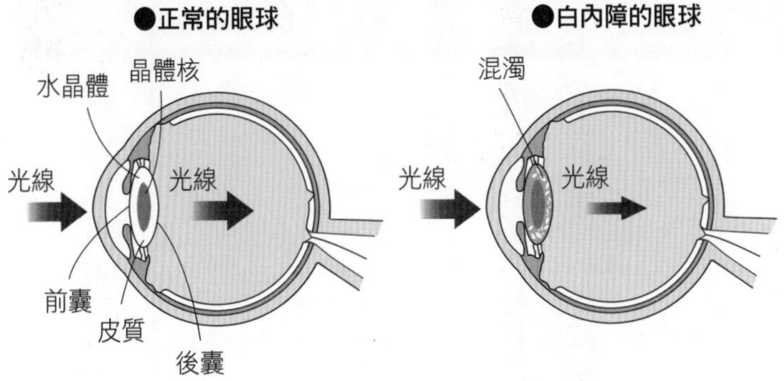

與正常的眼球相較之下，白內障的眼球水晶體較為白濁。

症狀

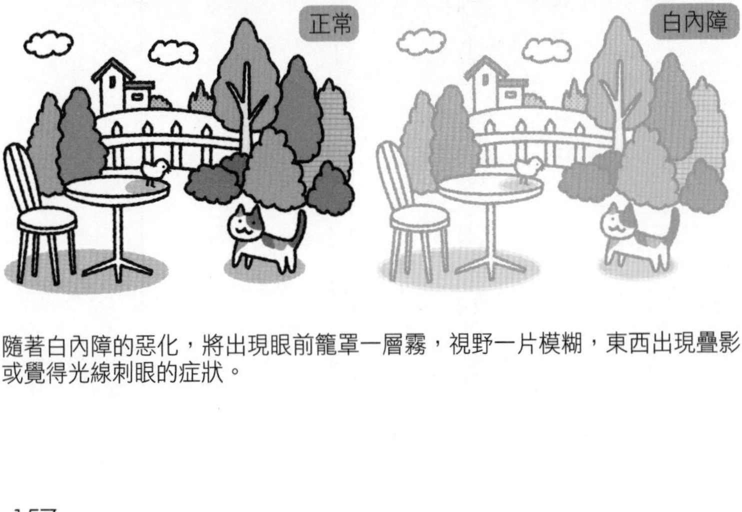

隨著白內障的惡化，將出現眼前籠罩一層霧，視野一片模糊，東西出現疊影或覺得光線刺眼的症狀。

青光眼
日本人失明的首要病因

【病症】

射入眼睛的光線在視網膜成像後，透過視神經將影像傳至腦部，因此我們才能看到東西。

青光眼就是這個流程裡的「視神經」受到眼壓（從眼球內部向外壓迫的壓力）**上昇壓迫，導致視野縮窄的疾病。**

青光眼的發病原因至今仍不明確，但一般認為，老化是重大因素之一。青光眼不容易自行察覺，大部分都得透過檢查才能發現。不過，若是放著不管，有可能導致失明，是目前日本中年失明的最主要原因。即便沒有症狀，過了40歲之後，也應該定期檢查青光眼。

【治療方式】

壞死的視神經是無法復活的。

所以青光眼的治療會把目標放在減緩視神經的衰退，以及停止視野的缺損擴大，而治療的主軸在於減輕眼壓。

控制眼壓的是稱為「房水」的液體，這種液體會從睫狀體分泌，並在角膜與水晶體之間循環。當這個通道被堵住，房水無法順利排出，眼壓就會上昇。

因此青光眼的治療關鍵在於控制房水的量。

房水的循環與眼壓

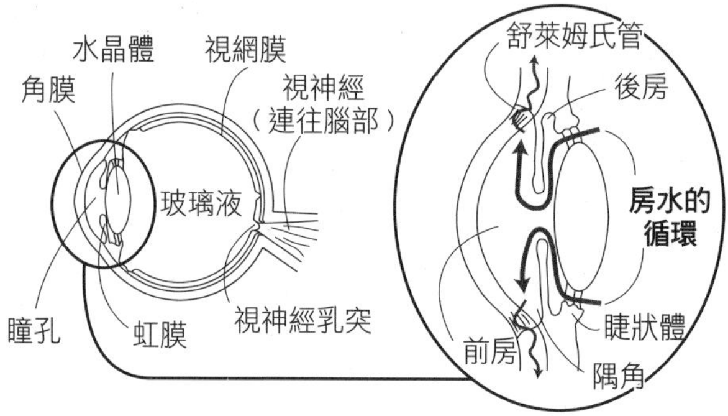

房水是填滿角膜與水晶體之間的透明液體，可提供角膜與水晶體氧氣及營養，也能吸收老舊廢物。當房水的分泌與排泄正常，眼壓才能保持一定。

青光眼的類型

●隅角閉鎖性青光眼

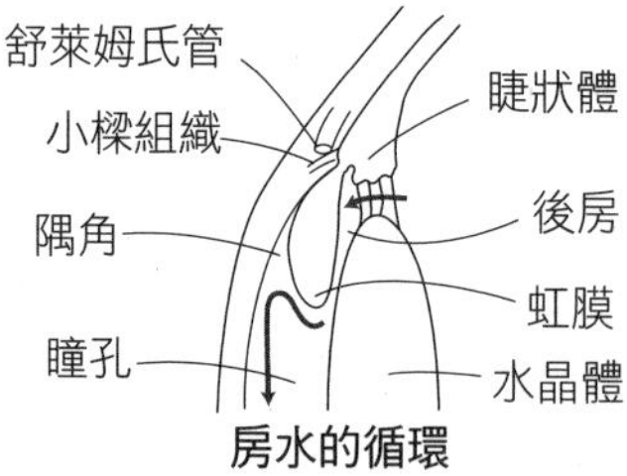

隅角變窄導致排出口堵塞，房水無法順利排出，眼壓會持續升高。

●隅角開放性青光眼

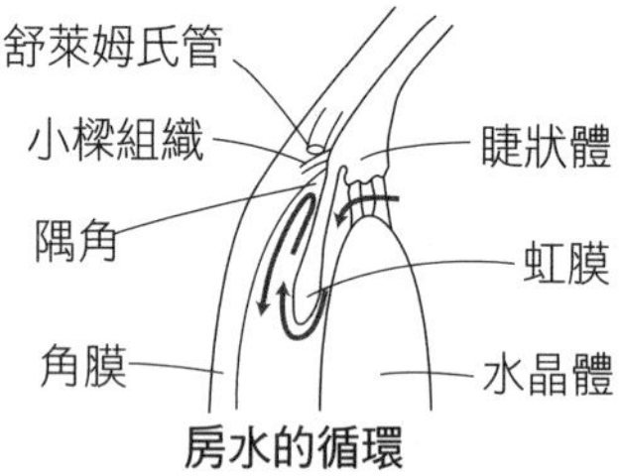

隅角雖未變窄，但是房水排出口的濾網「小樑組織」的網眼被堵塞，導致房水排出不易，此時眼壓也會上昇；眼壓不會上昇的正常眼壓青光眼也屬於此類型。

治療方法分成「藥物治療」、「雷射治療」與「手術」三種，但該選擇哪種方法，得由患者罹患的是「隅角開放性青光眼」（房水的排出口「小樑組織」堵塞）還是「隅角閉鎖性青光眼」（角膜與虹膜之間的「隅角」變窄，導致房水排出不易）來決定。

■隅角開放性青光眼的治療

◎藥物治療

利用眼藥水促進房水排出或是減少分泌。

◎雷射治療

利用雷射疏通小樑組織的網眼，改善房水的排出狀態。

◎**手術**

切除部分鞏膜（眼球最外層的膜）或是切開小樑組織，讓房水更容易排出。

■隅角閉鎖性青光眼的治療

◎**雷射治療**

利用雷射在「虹膜」（眼睛咖啡色的部分）進行鑽孔，讓房水更容易排出。

◎**手術**

通常可藉由水晶體重建術或白內障手術緩解症狀。

【預防方法】

青光眼的發病原因至今仍不明朗，所以就現況而言是難以預防的，與近視的相關性近年來也得到相當的重視。

但普遍認為，血液循環不良是造成青光眼的要因之一。

因此，改善血液循環的行為，舉凡養成適度運動的習慣或是戒菸，都是預防的方法之一。

若被診斷出罹患青光眼，也要避免下列這些使眼壓升高的行為。

*在光線不足的環境下工作
*趴著長時間工作
*穿著衣領太緊的衣服

＊一口氣喝大量的水（一千毫升以上）

＊過於煩燥或興奮

此外，有些藥物（尤其是類固醇藥物）也會使眼壓增高。若是罹患青光眼的病患，在服用藥物之際，應該先與醫師或藥劑師討論。

老年性黃斑部病變

視力的核心「黃斑部」病變，會使視力明顯下滑。

【病症】

「黃斑部」是指視網膜的中心之處，從外部射入眼睛的光線成像之處。有許多感光細胞聚集於此，是能否看到東西的關鍵部位。

這個部位會因年老或其他原因產生質變。

此時將出現**視野中心點變得模糊（中心黑點）或是東西變得扭曲（影像扭曲症）的症狀**，尤其當黃斑部的中心點「中心窩」產生病變，視力就會顯著地下滑。

年老性黃斑部病變的代表症狀

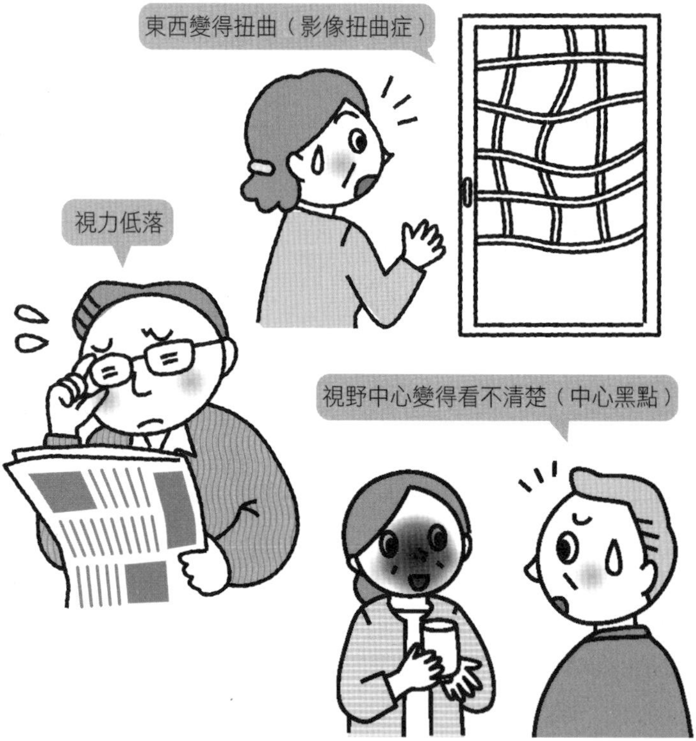
東西變得扭曲（影像扭曲症）
視力低落
視野中心變得看不清楚（中心黑點）

過去的日本很少出現黃斑部病變，但隨著高齡化以及生活型態的西化，近年來已急速增加。一開始通常只有單眼出現症狀，結果患者為了看清東西而不自覺地過度使用另一隻眼睛的例子並不少見，50歲前後請務必接受定期檢查。

【治療方法】

老年性黃斑部病變分成「萎縮型」與「滲漏型」兩種。

「萎縮型」是花10年、20年慢慢病變的類型，目前仍無有效的治療方式，只能做「病程觀察」。不過，只要中心窩沒有病變，就不會有太顯著的視力障礙，醫界期待未來能以iPS細胞再生療法進行治療。

另一方面，「滲漏型」就是「血管新生型」這種血管異常增生的類型。這種血管容易滲漏血液，而滲漏出來的血液會使黃斑部病變，引起各種視力障礙。

一般而言，病程會比萎縮型進行得快。若是滲漏型的黃斑部病變，主要會以「抗血管內皮生長因子（VEGF）藥物」、「光動力療法」（PDT）或「雷射」的方式治療。

◎抗血管內皮生長因子藥物的治療

抗血管內皮生長因子藥物的治療就是將這種抑制血管增生與成長的藥直接從眼白的部分注射，是中心窩出現血管異常增生現象時的治療方式，注射的次數與頻率都得視藥物的種類決定。

◎光動力療法（PDT）

這是中心窩出現新生血管且配戴眼鏡後，視力仍低於0.5以下的治療方法。

這是從靜脈將會自行流往新生血管的感光性物質注入，接著以該物質為記號，以雷射照射新生血管，堵塞新生血管的治療方式。

◎雷射治療

若新生血管的位置在中心窩附近，則利用強力雷射將新生血管燒斷，由於周圍的視網膜細胞會跟著被破壞，治療後，視野的一部分會產生看不見的「暗影」。

【預防方法】

老年性黃斑部病變也被稱為「眼睛的文明病」。因此，只要調整生活習慣，排除導致病變的危險因素，就能有效預防，希望大家注意的生活習慣如下。

＊遠離紫外線

紫外線是導致老年性黃斑部病變的原凶之一，請配戴具有防紫外線功能的太陽眼鏡或眼鏡，讓眼睛遠離紫外線的傷害。

＊禁止吸菸

香菸也被認為是老年性黃斑部病變的危險因子之一，這點已經過各項研究證實。

有吸菸習慣的人，請務必戒菸。

＊積極攝取能預防老年性黃斑部病變的營養素

下列營養素都被認為具有預防老年性黃斑部病變的效果。

◎鋅（牡蠣、豬肝或雞肝、蛋黃、納豆、芝麻、杏仁）
◎維他命A、C、E →參考72至76頁
◎DHA與EPA →參考92至93頁
◎芸香素 →參考114至117頁

糖尿病視網膜病變

糖尿病的三大合併症之一，嚴重時，可能導致失明……

【病症】

糖尿病就是血液的含糖濃度（血糖值）偏高的慢性疾病，其結果會在體內的血管與內臟造成各種疾病。

其中被稱為三大合併症的分別有「神經障礙」、「腎臟病變」以及「糖尿病視網膜病變」。

糖尿病視網膜病變是因高血糖狀態，導致視網膜的微細血管堵塞或破裂所引起，其結果將使視力產生障礙，**情況嚴重時，可能演變成失**

明。其病程約可分成三大階段，分成數年至十數年緩慢進行。

第1階段　背景型

微細血管出現些微出血的症狀以及白色斑點，主要是血流不足問題，導致微細血管開始哀嚎，但是不會有任何自覺症狀。

第2階段　前增殖型

微細血管開始堵塞，視網膜高度氧氣不足。出現出血與斑點之處增加，視網膜也開始浮腫。此時視網膜組織開始發出求救訊號，但血液循環仍未改善，所以會繼續發出求救訊號。多數情況下，仍不會出現自覺症狀。

第3階段　增殖型

一旦視網膜組織持續發出求救訊號，視網膜就會出現新生血管。這種因為視網膜持續求救，而出來幫忙血液流通的血管，其實是壞蛋……因為這種異常增生的血管並不成熟，非常容易破裂，若是在纖維組織增生，就可能引起嚴重的病變。

到此階段就會出現自覺症狀，例如飛蚊症（眼前似乎有黑色的浮游物飄浮的症狀）以及視力急速下滑症狀。這跟充滿血管的其他組織不同，大部分是透明組織，完全沒有血管的部位與有大量血管的部分變得涇渭分明，在眼睛這個組織裡算是特異的情況。對眼睛來說，新生血管只是出來攪局的壞蛋而已。

【治療方法】

改善糖尿病視網膜病變的大前提就是糖尿病的治療，目前通常以飲食療法、運動療法與藥物療法「控制血糖」。

不過，若是進入第2、3階段，眼睛的病情進展就與糖尿病無關，光是上述這些療法也無法改善症狀，此時就得採用眼科的「雷射治療」或「手術」。

◎雷射治療

以雷射照射非黃斑部的視網膜部分，讓血管不足的組織產生不可逆的破壞，大家不妨想像成要這些不斷哀嚎的組織閉上嘴的感覺。

儘管這種方式可抑制血管異常增生，卻不一定能改善視力，有時甚至會導致視力下滑。

◎玻璃體手術

這是因新生血管的破裂導致出血的情況拓展至位於視網膜與水晶體之間的玻璃體，或是因增殖組織導致視網膜剝離時的治療法。這個手術會將健全的玻璃體拿掉，並讓視網膜回到原本的位置。

【預防方法】

這種疾病是糖尿病的併發症，要預防，就得調整飲食習慣與生活習慣，避免糖尿病上身。

乾眼症

除了生活環境，年紀也會使眼睛容易乾澀

【病症】

淚液的分泌與排出失去平衡，眼睛的溼潤度不足。

淚液具有保溼、補充營養功能以及殺菌這類防禦效果，一旦罹患乾眼症，這些效果就無法正常發揮，也容易出現眼睛疲勞、充血、痙攣、疼痛、視力衰退的症狀。

造成乾眼症的因素包含使用電腦、空調造成的乾燥，但年紀也是主因之一。

乾眼症大致可分成①「淚液品質異常（減少）」、②「淚液品質的異常（乾燥）」兩種，而上了年紀之後，淚液的分泌量會減少，除了會引起①的類型，淚液的品質也不佳，一旦變得容易蒸發，就可能引起②的類型。

乾眼症尤其容易在女性身上發生，一般認為是荷爾蒙失調所導致。

【治療方法】

基本上是「點眼藥水」。

主流是使用具有保水效果與玻尿酸鈉成份的眼藥水，但最近受到注目的是含有「玻璃酸鈉」成份與瑞巴派特（Rebamipide）成份的點眼液，這種點眼液能增加保護眼睛粘膜的粘液素。

如果乾眼症很嚴重，則可採用「淚點栓塞術」治療。這是一種利用極小的栓子，將眼淚的排出口堵起來，減少淚液排出量，讓眼淚留在眼裡，保持眼睛溼潤的治療方法。

【預防方法】

＊刻意眨眼
＊不熬夜
＊由上往下看電腦螢幕（一直往上看，眼睛得睜得更開，就會形成乾眼症）
＊不直接吹到空調的風
＊注意保溼

第6章

老花眼治療與最新型手術

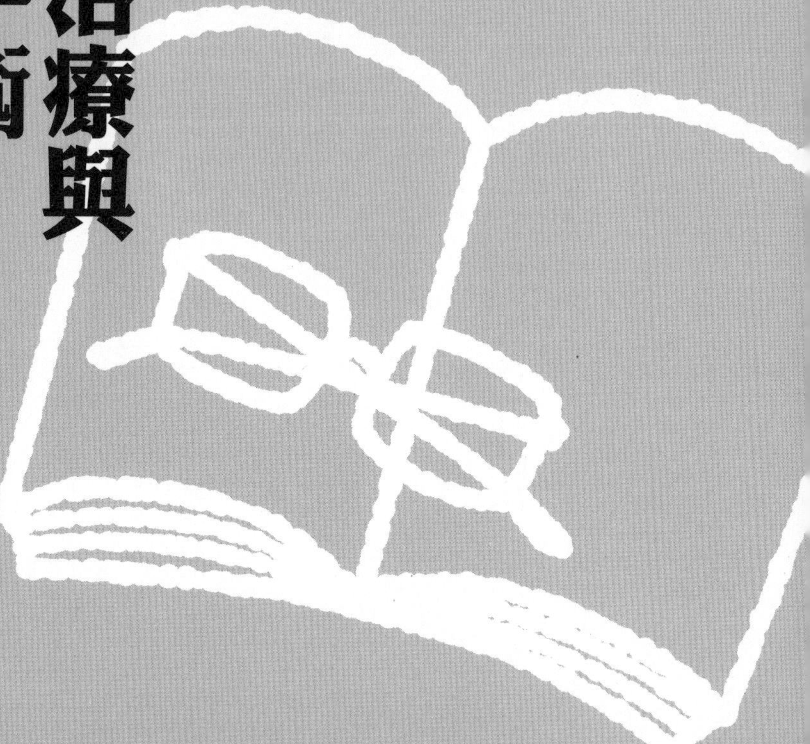

◎與老花眼鏡和平相處的方法

察覺到老花眼的症狀後，許多人第一個念頭或許是「差不多該買老花眼鏡了」。

不過不太建議大家這麼早就開始依賴老花眼鏡。

應該先做做本書介紹的練習才對。

一旦開始依賴老花眼鏡，放棄了停止眼睛老化的練習，眼睛就只能不斷地老化下去，換句話說，老花眼只會越來越嚴重。

好不容易學會維持眼睛青春的練習，豈有不好好利用的道理呢？只

不過，若是老花眼已嚴重到一個程度，光是這些練習，有可能也無法改

善看不清近物的問題。

此時除了繼續練習，也得視情況配戴老花眼鏡。

那麼，該選哪種老花眼鏡才對呢。

老花眼鏡大致上可分成**「單光鏡片」**（為了讓老花眼看「近物」的眼鏡）以及**「多焦點鏡片」**兩種，而多焦點鏡片之中，又分成**「雙光鏡片」**、具有三種度數的**「三光鏡片」**以及可看遠看近，感覺不到焦點分佈的**「漸進多焦點鏡片」**三種。

總之，若想消除看不見近物的症狀，可使用**「單光鏡片」**來解決問題。雖然看遠物的時候得先把眼鏡拿下來，但不像多焦點鏡片得花時間適應，眼睛也比較不容易疲勞。

此外，多焦點鏡片不管看近看遠都能對焦，所以省了拿下來的麻煩，但相對的，就得多花點時間適應。

比方說「雙光鏡片」與「三光鏡片」都有分界線，有些人無論如何就是很在意。

能彌補這種缺陷的就是「漸進多焦點鏡片」。

不過這種鏡片在面對不同距離時的對焦範圍非常狹窄，需要更多的時間才能習慣配戴。

這意思是，不管是哪種老花眼鏡，都各有優缺點。

因此，**該選擇哪種老花眼鏡，得先問自己到底要拿老花眼鏡看什麼東西。**

在日常生活中，您看近物的機會較多嗎？還是因為工作的關係，最好能同時看遠又看近？又是否會在意配戴眼鏡的麻煩？

根據這些問題檢視自己的生活方式，再依照用途來挑選適當的老花眼鏡吧。

與老花眼鏡相處時，還有一件很重要的事。

那就是，**別要求老花眼鏡得百分之百完美。**

與其尋找與眼睛完美契合的老花眼鏡，不如隨身帶著還算適合的老花眼鏡，然後只在覺得「看不太清楚」的時候戴上它。

我認為，這就是與老花眼鏡相處時最重要的祕訣了！

老花眼專用隱形眼鏡

似乎有許多與眼鏡向來無緣的人覺得配戴「老花眼鏡」很麻煩。

而我要向這些人推薦的是老花眼專用的「隱形眼鏡」。

一如老花眼鏡般，隱形眼鏡的種類也非常多元。

隱形眼鏡大致可分成「硬式」與「軟式」兩種，但兩者的決定性差異在於配戴感與看東西的方式。由於每個人的配戴感都不同，建議大家兩種都試試看，再從中挑出適合自己的種類。

接下來向大家介紹適合配戴硬式與軟式的各種生活型態。

◎適合配戴「硬式隱形眼鏡」的生活型態

＊工作常需使用電腦

＊喜歡運動（激烈運動除外）

＊要輪值夜班的工作

◎適合配戴「軟式隱形眼鏡」的生活型態

＊常需外出的工作

＊喜歡激烈運動（例如橄欖球、籃球或足球）

不管是哪一種隱形眼鏡，都不像一般的眼鏡那麼容易戴或脫，而且遠近兩用的多焦點鏡片也得花一段時間才能適應。

因此，若是為了緩和老花眼看不清楚東西的症狀，「眼鏡」的方便性應該是高於「隱形眼鏡」才對。

這個道理同樣可以套用在因為近視而配戴隱形眼鏡的人身上。具體的做法是，覺得看不清楚時，就戴著隱形眼鏡，再戴上老花眼鏡，這樣眼睛應該比較不會累。

不過有時候得避免使用老花眼專用隱形眼鏡。

那就是「在晚上開車」的時候。

因為配戴老花眼專用隱形眼鏡之後，黑暗中的視力會明顯下降，一不小心就會發生行車意外。（若是一般的隱形眼鏡就沒關係）

以「老花眼雷射手術」治療老花眼的時代來臨

老花眼是老化現象之一，是絕對無法治療的。

這是不久之前眼科診療第一線的說法。

但近年來，這項說法已逐步瓦解。隨著醫療科技的顯著進步，老花眼已可透過外科手術「治療」。

接下來將為大家介紹最新的老花眼治療方法，做為本書的結尾。

首先要介紹的是**雷射層狀角膜塑型術（Lasik）**。

所謂「雷射層狀角膜塑型術」是利用雷射將角膜削薄，讓焦點完全聚在視網膜上的手術。這項手術通常被認為是矯正近視的手術，但最近也常用來治療老花眼。

具體來說，這項手術分成「單視眼（Monovision）Lasik手術」與「遠視Lasik手術」。

■單視眼 Lasik 手術

【治療方法】

這是改變兩眼對焦的方法，也就是將角膜削薄，讓一隻眼睛（通常是慣用眼）的視力維持正常，另一隻眼睛變成近視。

如此一來，「近視」的那隻眼睛可用來看近物，「視力正常」的眼鏡可用來看遠物，換句話說，不管看近還是看遠都沒問題。

手術之後，有些人會覺得視野模糊，甚至有時會覺得有異物感或不適感，不過只要過了一晚，症狀就會減輕，大約3週至一個月視力就會穩定下來。

【優點&缺點】

○不用戴眼鏡也能看清遠物與近物。

×兩眼的視力有落差，所以立體視力會下滑，有可能得花1至3個月才能習慣。

【適用者與不適用者】

○有近視、遠視、散光以及老花眼，卻不想配戴老花眼鏡的人。

×需要長時間開車的人，以及常進行精細作業的人。

■遠視 Lasik 手術

【治療方法】

相對於將角膜削成凹狀的近視矯正Lasik手術，這種手術則是把角膜削成凸狀，讓原本視力正常或遠視的眼睛變成「有點近視」的眼睛。因此，手術之後，看東西可能會覺得不太對勁，有些人的視力得花1至3個月才能穩定下來。

【優點&缺點】

○不用戴眼鏡，也能看清楚近至中距離的東西。

×看不清遠距離的東西。

×閱讀細小的文字時，需要配戴老花眼鏡。

【優點&缺點】

○具有遠視、散光、老花眼，年輕時裸眼視力就達2.0或1.5的人。重視近距離視力的人，或是想減輕眼睛疲勞的人。

×近視的人。

具有「針孔效果」的「角膜鑲嵌片」

接著要介紹的是使用「角膜鑲嵌片」的老花眼手術，這是利用針孔減輕眼睛對焦壓力的「針孔效果」手術。

【治療方法】

利用雷射在單眼（通常在非慣用眼）的角膜內製作一個「口袋」，接著將正中央開洞的黑色環（比隱形眼鏡還小，以聚偏氟乙烯材質製作的鑲嵌片）插進口袋裡。之後眼睛就是透過正中央的針孔看東西，順道一提，通常只有單眼會插入鑲嵌片。

手術之後幾乎不會感到疼痛，就算會有點不舒服，大概也只會維持一天。效果則是半永久的，不過大概要花1至3個月才能熟悉。

【優點＆缺點】

○沒有眼鏡也能看清楚近物，而看遠的感覺依舊不變。

×插入鑲嵌片的眼睛會覺得比較暗，因為能射入眼睛的光線變少。不過，如果是兩眼看東西，跟手術之前的明亮感差不多。

×有時會因眼底檢查而出問題。

【適用者與不適用者】

○有輕度遠視、近視與老花眼的人。

×具有中度近視或散光的人。

因遠視而在意老花眼的人，可藉由「CK」預防

所謂的「CK」就是「傳導性角膜成形術」（Conductive Keratoplasty）的縮寫，是利用放射波治療血管、心臟、牙齒的手術。由於不用切開眼睛，也不會碰到眼黑的部分，所以被認為是一項安全性極高的手術。不過手術之後，大概經過1年至數年就會回復原狀，屆時就需要再次進行手術。

【治療方法】

以放射波沿圓弧照射角膜周邊8至16個部位，讓角膜的膠原蛋白收縮，並讓角膜的弧度變得更彎，如此一來就能看清楚近物。

手術之後不會有任何疼痛感，隔天就能回復正常生活。大約需要1至3個月才能習慣看東西的方法。

【優點&缺點】

○可以矯正遠視，調整到不用配戴老花眼鏡也能看清近物的視力。

×基本上只會在單眼進行手術，因此以兩眼看東西時，效果並不顯著，有些人還會出現眩光或光暈現象。

【適用者與不適用者】

○有遠視與老花眼的人。

×需要長時間開車或頻繁進行精密作業的人。

◎於眼球內部植入鏡片的「多焦點式IOL」

這是與白內障手術相同的方法，也就是先摘除水晶體再將鏡片插入眼裡的方法。

【治療方法】

這種鏡片通常設計成遠近兩用型，鏡片上具有多個焦點。

手術之後幾乎不會感到疼痛，若在手術之後覺得有異物感與不適感，大概只會維持1至數日就消失。由於是觸及眼睛內部的手術，手術之後的兩週要妥善保護眼睛。

大概要花2到3週，視力才會穩定，有些人可能得花1至3個月才能適應。

此外，固定眼內鏡片的中心點非常重要，利用特殊雷射技術的白內障手術相關開發與應用也持續進行中。

【優點&缺點】

○某種程度上，看遠看近都不需要配戴眼鏡（不過要看細小字還是需要老花眼鏡）。

○若使用矯正散光的鏡片，也可連帶矯正散光。

×在光線不足之處，有可能看不清楚字。

×有些鏡片會因為晚上的路燈或汽車的車頭大燈而產生眩光與光暈現象。

【適用者與不適用者】

○有白內障的人以及不想配戴老花眼鏡的人。

×工作會過度用眼的人。

◎老花眼的最新治療技術並非人人適用

本章已介紹了五種老花眼的最新治療法，但每一種治療法都有適用與不用的人。

尤其下列這些人幾乎任何一種手術都不適合。

＊有眼睛相關疾病的人（角膜疾病患者、葡萄膜疾病患者、視網膜疾病患者）

＊角膜過薄的人、角膜內皮細胞過少的人

＊患有重病的人（糖尿病、結締組織病、免疫缺陷病）

＊長期服用抗精神病藥物與心律不整藥物的人
＊懷孕中、哺乳中的人

除此之外，有些人的眼睛就是不適合接受手術。

因此，手術之前的檢查可說是至關重要。

請傾聽專業醫師的說明，並充分理解之後，再選擇適合自己的治療方式。

結語

本書以「保養全身，等於預防老花眼」的概念，介紹了老花眼的預防、改善練習，以及保護眼鏡的食物與生活習慣。

這些練習、食物或生活習慣當然不只能保護「眼睛」，也能讓「全身」重返青春。例如可以防止血管老化、維持肌膚的水嫩，或是找回各種生動的表情。這可不只有一石二鳥，恐怕是一石三鳥或四鳥的返老還童效果。

話說回來，要一口氣做完本書介紹的所有內容，恐怕會先累死自己，所以請大家先實踐能力所及的內容就好。

重點是實踐與持之以恆，你一定會感受到變化。千萬別對自己說

「老了，沒辦法了」這種話，請抱著樂觀的心情試試看吧。

最後，藉此機會感謝於本書執筆之際，站在眼科專業醫師的角度監修本書內容的弟弟林田康隆。

國家圖書館出版品預行編目資料

老眼預防術 — 90%的老花眼都可自力治癒 / 日比野佐和子著 ; 賴又萁譯. - 初版.
- 臺北市 : 商周出版 : 家庭傳媒城邦分公司發行, 民105.04
面 ; 公分
ISBN 978-986-93021-9-7(平裝)
1.老視 2.保健常識

416.766 105005532

老眼預防術 90%的老花眼都可自力治癒

原著者　日比野佐和子
譯者　許郁文
企劃選書　李韻柔
責任編輯　李韻柔
版權　翁靜如、吳亭儀、林宜薰
行銷業務　張倚禎、石一志
總編輯　陳美靜
總經理　彭之琬

發行人　何飛鵬
法律顧問　台英國際商務法律事務所 羅明通律師
出版　商周出版
臺北市中山區民生東路二段141號9樓
電話：（02）2500-7008　傳真：（02）2500-7759
E-mail：bwp.service@cite.com.tw
發行　英屬蓋曼群島商家庭傳媒股份有限公司　城邦分公司
台北市104民生東路二段141號2樓
電話：(02)2500-0888　傳真：(02)2500-1938
讀者服務專線：0800-020-299　24小時傳真服務：02-2517-0999
讀者服務信箱：service@readingclub.com.tw
劃撥帳號：19833503
戶名：英屬蓋曼群島商家庭傳媒股份有限公司城邦分公司
訂購服務　書虫股份有限公司客服專線：(02)2500-7718；2500-7719
服務時間：週一至週五上午09:30-12:00；下午13:30-17:00
24小時傳真專線：(02)2500-1990；2500-1991
劃撥帳號：19863813　戶名：書虫股份有限公司
香港發行所　城邦（香港）出版集團有限公司
香港灣仔駱克道193號東超商業中心1樓
電話：（852）2508-6231　傳真：（852）2578-9337
E-mail：hkcite@biznetvigator.com
馬新發行所　城邦（馬新）出版集團
【Cité (M) Sdn. Bhd.】
41, Jalan Radin Anum, Bandar Baru Sri Petaling,
57000 Kuala Lumpur,
電話：（603）9057-8822　傳真：（603）9057-6622　Email: cite@cite.com.my
印刷　韋懋實業有限公司
總經銷　聯合發行股份有限公司　電話：(02)2917-8022　傳真：(02)2911-0053
新北市231新店區寶橋路235巷6弄6號2樓

ISBN 978-986-93021-9-7（平裝）
2016年（民105）4月初版

定價／250元

9WARI NO ROGAN WA JIBUN DE NAOSERU